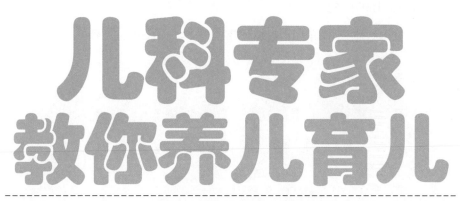

儿科专家
教你养儿育儿

新世纪儿童医院健康宝贝课堂

新世纪儿童医院专家组 / 编著

U0198779

养育
分册

中国妇女出版社

图书在版编目（CIP）数据

儿科专家教你养儿育儿/新世纪儿童医院专家组编
著．—北京：中国妇女出版社，2015.1
ISBN 978 - 7 - 5127 - 1005 - 4

Ⅰ.①儿…　Ⅱ.①新…　Ⅲ.①婴幼儿—哺育　Ⅳ.
①R72②TS976.31

中国版本图书馆 CIP 数据核字（2014）第 290628 号

儿科专家教你养儿育儿

作　　者：新世纪儿童医院专家组　编著
责任编辑：陈经慧
封面设计：柏拉图
责任印制：王卫东
出版发行：中国妇女出版社
地　　址：北京东城区史家胡同甲 24 号　　邮政编码：100010
电　　话：（010）65133160（发行部）　　65133161（邮购）
网　　址：www.womenbooks.com.cn
经　　销：各地新华书店
印　　刷：北京联兴华印刷厂
开　　本：170×230　1/16
印　　张：18.5
字　　数：240 千字
版　　次：2015 年 1 月第 1 版
印　　次：2015 年 1 月第 1 次
书　　号：ISBN 978 - 7 - 5127 - 1005 - 4
定　　价：39.80 元

本书编委会

北京新世纪儿童医院

甘晓玲	主任医师，小儿眼科专家
李 璞	主任医师，资深健康管理顾问
邹丽萍	主任医师，神经内科专家
李惠民	副主任医师，呼吸内科专家
杨淑平	副主任医师，儿科全科专家
曾向红	副主任医师，小儿外科全科专家
陈 珂	主治医师，儿童保健专家
薛 梅	主治医师，儿童保健专家
黄 静	主治医师，中医科专家
张志华	主治医师，小儿眼科专家
朱景芳	主管护师，门急诊护士长
刘宏欣	护师，新生儿科护士长

北京新世纪妇儿医院

石效平　　主任医师，中医科专家

段建华　　副主任医师，儿童保健专家

鲁　靖　　副主任医师，新生儿科专家

杨　凌　　副主任医师，儿科全科专家

陈　英　　主治医师，儿科全科专家

王　晶　　主治医师，小儿口腔科专家

王新蕾　　主管检验师

北京新世纪荣和诊所

单　英　　副主任医师，儿科全科专家

前　言

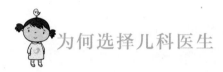 为何选择儿科医生

　　儿科医生是保证儿童健康的专家。经过了长期艰苦的医学积累，才能成为一名能够处理新生儿、未成年儿童生长发育问题的合格医生。

　　在医学院，儿科医生首先经过几年基础医学的教育，以及专门的儿科学习。学习过程中积累的经验，让他们能充分理解作为父母的担心和害怕，更重要的是能够给予父母有效的建议，尽量使用简单的治疗方法，而避免不必要的昂贵开销。

　　另外，儿科医生拥有对于各种罕见病例的诊疗经验，能够正确诊断和及时治疗，甚至对孩子的个性、健康、成长都产生影响。

　　你可以向儿科医生请教各种问题：当你在哺乳期的时候，当你有常见问题想要咨询的时候，或者不巧你的孩子生病需要住院治疗的时候。儿科医生是更专业、更细心、更让你放心的医生。

当孩子没有生病的时候，儿科医生能做什么

　　儿科医生能提供最有价值的建议，特别是在妈妈养育第一个小孩的时候。例如，如何给孩子洗澡，如何让孩子在两餐之间等待……又或者在需要时给予孩子专业的照顾。他们不仅仅是一个医者，也陪伴妈妈和宝宝一起走过整个成长和发育的过程，确保宝宝的健康成长和家庭中各项关系的正常建立。当妈妈突然之间要自己负责一个脆弱、娇小的生命时，有儿科医生在身边，给妈妈正确的指导，照顾孩子的健康。

CONTENTS

目录

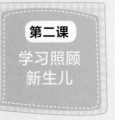
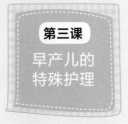

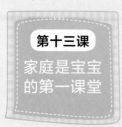
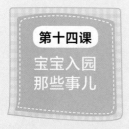

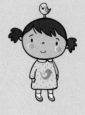

第一课

迎接新生命
的到来

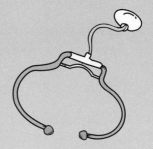

宝宝出生前，每个准妈妈都梦想着自己的孩子是最完美的那一个。将要一起陪伴孩子成长的父母，一定经常憧憬一家三口美好的未来。

　　对于即将生产的准妈妈，她可能会因为对分娩过程的担心和对未来生活的不确定而紧张，导致情绪极端低落或神经质——不管之前的心理和精神状况怎么样。没关系，这个令人不安的时刻很快就会过去，放心地把自己和快出生的宝宝交到可以信任的医务人员手上吧，他们会帮助你顺利分娩。分娩好比搭乘飞机旅行，担心、害怕是正常的，但专业人士会保障飞行时的顺利和舒适。充分享受和利用这一美好时光，不要被恐惧和不必要的焦虑情绪破坏。

　　作为一个新妈妈，你将要和孩子第一次接触，第一次哺乳，面对所有宝宝的需要……焦虑是正常和自然的。你需要做的是放松心态，相信并奉献出你全部的母爱，一切都会好起来的。当然，宝宝那么小，那么精致和脆弱，你得学习给他洗澡、换纸尿裤，喂他，安抚他，等等。

　　试试看，把自己放在宝宝的位置，想象你本来是在自己熟悉和舒适的环境里，突然被带到一个完全陌生的世界，面对各种各样的刺激：奇怪的、不能理解的、嘈杂的声音，以及光线、气味、温度、干燥的空气……宝宝需要妈妈无微不至的照顾，皮肤和皮肤的亲密接触，特别的母乳气味——混合着宝宝还在妈妈肚子里就熟悉的味道，这一切都给他以安慰。

　　享受和珍惜所有和宝宝的第一次吧，给他最温柔、贴心的照顾，享受和他沟通、看他成长的幸福感觉吧。

产房里的儿科医生

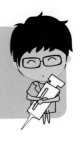

在宝宝出生之前，经验丰富的儿科医生早已做好了迎接新生命到来的准备。虽然有着千百次新生儿检查的经验，医生还是会认真对待这一重要的时刻。

如果产科医生诊断宝宝出生时可能会遇到某种潜在的危险，他们会通知儿科医生做好准备。当然，一般是不会有严重的事情发生的，这些准备工作是为了让宝宝更安全地来到这个世界。幸运的是，这种情况并不常发生，且大多能在医务人员的努力下化险为夷。

在新生儿刚出生的 1 分钟内及 5~10 分钟，儿科医生会用 Apgar 评分标准来给宝宝打分。Apgar 是一位麻醉医师的名字，她在 1952 年发明了这个评分办法：基于新生儿的皮肤颜色、呼吸、心率、对外界刺激的反应以及肌张力和精神状态，给出相应的分数，评估新生儿的健康状况，从而做出相应的处理。

有的新生儿在娩出时嘴里、胃里和气道里会吸入羊水，这时儿科医生会快速、准确地抽吸出这些液体，让宝宝正常地呼吸；有时还需要给宝宝吸氧，以帮助他们在最短的时间内恢复呼吸。别担心，这些情况并不常见。即使你的宝宝在分娩过程中出现一些让人紧张的表现，离危险还是很远的。仅有少于 1% 的新生儿可能会出现真正的危急情况。

记住，在分娩室里，安全是第一原则和前提条件，一切的工作都是要保障新生儿远离危险。新妈妈请放心，如果刚出生的宝宝活泼好动，透着粉红的颜色，从一开始就知道吮吸妈妈的乳汁，并通过了出生后的体检，那他就是一个非常健康的孩子。

生 命 之 初

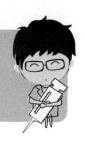

　　宝宝的降临带给父母无限的欢乐。但是，当父母面对着这个看似脆弱又陌生的小生命时，一时间可能会感到手足无措。如果你感到焦虑或不确定该如何照顾你的宝宝，可以向医生、专业看护人员、有经验的家人或朋友请教。

　　大多数时候，刚出生 1 小时的新生儿是安静、警觉的，这是妈妈和宝宝相互熟悉、建立感情的好时机。之后的几个星期，宝宝更多的时间是在睡觉，所以可以关心一下他们的呼吸频率。

　　最初几周，你会发现宝宝的手握着拳头，全身呈蜷曲状态，就像他出生前在母体里的状态。由于神经系统还没有发育完全，他们的手脚、下巴可能发抖，特别是在他们哭泣或激动的时候。宝宝的呼吸频率也可能差别很大，有时甚至超过每分钟 60 次，睡眠时呼吸可能会出现间歇性暂停 5~10 秒，这些都是正常的。

　　宝宝还不会讲话，但哭的时候经常会发出尖叫，也会有打喷嚏、打嗝等声音，这并不表明新生儿有感染、过敏或消化的问题，所以，不用担心。儿科医生和助产士会帮助你消除对这些小问题的担心，并享受和宝宝在一起度过的时光。

新生儿特殊的生理现象

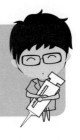

在宝宝成长的过程中健康是至关重要的，爸爸妈妈丝毫不敢懈怠。新生儿有许多特殊的生理表现，如假月经、"马牙"等，很多年轻的父母看到孩子出现这些状况，很着急，不知如何是好。了解新生儿这些特殊的生理现象对于更好地养育新生儿有着十分重要的意义。下面我们对新生儿常见生理现象逐一予以介绍。

 ## 生理性体重下降

宝宝出生后，由于最初几天吃奶较少，体内水分经皮肤和呼吸道少量散失，以及大小便排出，体重在出生后的 2~6 天有所下降，减轻的体重约是刚出生时的 6%~9%，医学上称其为生理性体重下降，这属于正常的生理现象。但随着新生儿吃奶量的增大，在出生后 10 天左右其体重便可恢复到出生时的体重。此后，宝宝便进入到快速生长的阶段。

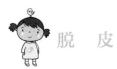 ## 脱　皮

几乎所有的新生儿都会有脱皮的现象，特别是过期产儿（胎龄满 42 周及以上出生的新生儿）。不论是轻微地脱落皮屑，还是像蛇一样的脱皮，只要宝宝饮食和睡眠都没有问题，这种脱皮便是新生儿正常的生理现象。

脱皮现象可以出现在全身所有部位，但以四肢、耳后较为明显。家长无须采取特别的保护措施或是强行将脱皮撕下，只要让其自然脱落即可。如果新生儿除了脱皮以外，还出现皮肤红肿或水疱等其他症状，则需要到医院就诊。

 ## 新生儿毒性红斑

一些新生儿在生后第 2~3 天皮肤会出现粉红色皮疹，皮疹的出现受多种因素影响，且在洗澡后会变得明显，在持续 2~3 天后（最多 10 天）皮疹便会逐渐消退。但在皮疹消失之前，家长应注意新生儿的皮肤护理，避免因护理不当而在红斑的基础上出现脓疱疹。

 ## 鼻及面部粟粒疹

几乎每个刚出生的新生儿的鼻尖、鼻翼及面颊等处都有针尖大小、黄白色的点状物，并略高于皮肤表面。这主要是由于新生儿皮脂腺堆积而导致的，一般在出生后 1~2 周会消退。

 ## 生理性黄疸

因为胎儿在子宫内所处的低氧环境刺激红细胞生成过多，所以新生儿早期胆红素的来源较成人多，加之新生儿肝细胞对胆红素的摄取、结合和排泄的功能都比较差，故引起生理性黄疸现象。

一般新生儿于生后 2~3 天出现皮肤黄染，生后 5~7 天达到高峰，但黄疸程度不重，皮肤呈淡黄色，足月儿可在生后 2 周消退，早产儿在生后 3~4 周消退。纯母乳喂养的新生儿，其黄疸可能消退稍晚，但如果除皮肤黄染外，宝宝的其他情况均良好，则多数不需要治疗。但若黄疸出现于生后的 24 小时内，全身皮肤呈杏黄染，特别是手和脚心以及巩膜（白眼球）黄染明显，且有其他伴随症状，并在生后的 2~3 周仍未消退，建议家长带新生儿到医院就诊，以诊断是否为病理性黄疸。

假月经和"白带"

部分女宝宝在出生后的 1 周内，有可能出现大阴唇轻度肿胀或是阴道流出少量黏液及血性分泌物的情况，称为"假月经"。"假月经"是由于胎儿在母体内受到雌激素的影响，而在出生后宝宝体内的雌激素大幅下降，使其子宫及阴道上皮组织脱落所致，是一种正常的生理现象。一般最长 1 周左右即可消失，不必做任何处理。

新生儿乳房肿胀

正常新生儿，无论男女，在出生后 1 周左右会出现双侧乳腺肿胀，大的如半个核桃，小的如蚕豆，有的还分泌少许乳汁，但表面皮肤无红肿现象。这是因为在胎儿时期，胎儿体内有来自母体一定量的雌激素、孕激素和生乳素，宝宝出生后，来自母体的雌激素和孕激素被骤然切断，生乳素的作用得以释放，这会刺激乳腺增生，使宝宝出现乳房肿大现象。一般 2~3 周乳房肿大会自行消退，不需要处理。有的家长认为把乳汁挤出来就好了，但这样做是很危险的。因为挤压会使乳头受伤，使细菌侵入，引起乳腺炎，甚至导致败血症。

红色尿

新生儿出生后 2~5 天，尿相对较少，加之白细胞分解较多，使得尿酸盐排泄增加，尿液呈红色或橘红色，宝宝在排尿时会啼哭。这种现象多在尿液染红尿布或纸尿裤后被家长发现。若出现此情况，妈妈可加大哺乳量或适量多喂些水以增加宝宝尿量，防止结晶和栓塞。

 ## 新生儿四肢屈曲

许多家长都发现自己的宝宝从一出生到满月，总是四肢屈曲，有的家长担心宝宝日后会成罗圈腿，干脆将宝宝的四肢捆绑起来。这种做法是不对的。正常新生儿的姿势都是双上肢屈曲呈"W"状，双下肢屈曲呈"M"状，这是健康新生儿肌张力正常的表现。随着月龄的增长，其四肢会逐渐伸展。而罗圈腿（"O"形腿）是由于佝偻病所致的骨骼变形引起的，与新生儿四肢屈曲毫无关系。

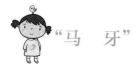 ## "马 牙"

新生儿的上腭中线和齿龈切缘上常会有黄白色的小斑点，它们被称为上皮珠，俗称"马牙"或"板牙"，这是上皮细胞堆积或黏液腺分泌物堆积所致。在新生儿生后的数周至数月便可自行消失。家长不可胡乱用针去挑或用毛巾擦，以防引起感染。

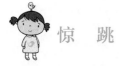 ## 惊 跳

新生儿常在入睡之后有局部的肌肉抽动现象，或在受到声光、震动等刺激时，表现出双手向上张开，但很快又收回，有时还会出现伴随啼哭的"惊跳"反应。这是由于新生儿神经系统发育不成熟所致。此时，只要家长用手轻轻按住宝宝身体的任何一个部位，或抱起安抚就可以使

宝宝安静下来。

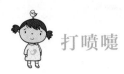

打喷嚏

新生儿偶尔打喷嚏并不一定是感冒了。因为新生儿鼻腔血液的运行较旺盛，鼻腔小且短，鼻毛尚未发育。当突然遇到冷空气，或是有外界的微小物质如棉絮、绒毛或尘埃等进入鼻腔，便会刺激鼻黏膜引起打喷嚏，这是宝宝清理鼻腔的一种方式，家长不必担心。但如果宝宝频繁打喷嚏且伴有流涕等其他症状，家长就应考虑宝宝是否感冒，带其到医院就诊。

频繁打嗝

部分宝宝出生后的几个月内，一直都会有较频繁的打嗝现象，这是由于宝宝横膈还未发育成熟。除此之外，有时宝宝也会因为过于兴奋或受凉等因素打嗝，或是由于刚喂过奶。到了3~4个月的时候，宝宝打嗝就会减少。若宝宝持续地打嗝，可以喂宝宝喝一些温开水，以止住打嗝。

溢　奶

部分宝宝喂奶后易从口腔内溢奶，这是因为新生儿的胃是"水平"的。另外，新生儿胃的容量较小，贲门括约肌发育也尚未发育完善，容易引起胃内奶汁反流，特别是喂奶后立即换尿布、哭闹更易发生溢奶现象。有时用奶瓶喂奶或水时，由于其奶嘴没有被完全充满，致使宝宝吸入空气，造成胃体膨胀，这样也易引起溢奶。

溢奶不同于吐奶。溢奶量较少，从口角流出；吐奶量则较多，像喷出来一样，甚至从鼻腔溢出。反复吐奶是一种病态，应去看医生，溢奶是正常的生理现象。妈妈应注意喂奶技巧，喂后竖起宝宝，让他的头部靠在妈妈肩上，用手拍其背部，最好待宝宝打嗝后再放在床上，头稍高位，刚放下时取右侧卧位。喂奶后勿立刻换尿布，尽量不要让宝宝哭闹，这可使溢奶减少。

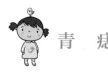

青　痣

部分新生儿出生后于腰骶部、臀部及背部等处可见大小不等、形态不规则、不高出皮面的大块青灰色斑，这是由于特殊的色素细胞沉着形成的，大多在 4~5 岁时消失，有时稍迟。此现象为东方人所特有。

家长了解上述新生儿的特殊生理表现后，若出现上述情况就不会惊慌了，避免了过度的紧张及不适宜的处理方式，有助于更好地照顾宝宝健康成长。但是，当家长不能明确判断宝宝表现是否为生理表现时，如黄疸较重，建议及时带宝宝到医院就诊。

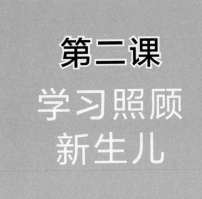

第二课
学习照顾
新生儿

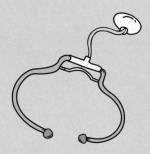

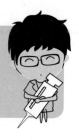

照顾新生儿的常识

小宝宝的出生给父母的生活带来了很多惊喜，同时也给父母带来了不同程度的紧张和疲劳。以下是一些可以帮助妈妈控制紧张情绪的办法。

 ## 适应有宝宝的生活

照顾好你自己：不要让咖啡因成为你食物中的重要部分，而应该多吃健康食品，多喝水，多呼吸新鲜空气。每天不管是自己做事或是和宝宝在一起，都要学会享受这一时刻。良好的生活习惯能使你精力充沛地照顾宝宝。

注意多休息：抓住任何能休息的时间尽量多休息。宝宝睡觉的时候，你也应该一起休息。在夜间可以和爸爸轮流照顾宝宝。

规定探望时间：亲戚和朋友可能来探望你和宝宝，可以告诉他们最合适的探望时间。但如果担心他们会打扰宝宝或你的休息，可以适当加以拒绝。

跟随主流：让宝宝来引领你的生活规律。留出大量喂奶、小睡等时间。如果要出门，要给自己额外的时间准备所需要的东西，并给宝宝换好干净的尿布。

接受混乱的激情：一方面惊叹于小生命的神奇，另一方面又为失去自由自在的生活感到小小的遗憾，还会对自己能否照顾好宝宝而担心。这些互相矛盾的感受可能会在你给他换尿布的时候涌现出来。这时，要让自己接受这种现状，要相信自己会做得更好。

分享感受：有了宝宝之后，你和爱侣都很累、很焦虑。一同讨论遇到的烦恼，如紧张的预算或是在安抚宝宝时的难处，这些可以拉近你们的感情。在一起开怀大笑可以舒缓情绪。

放低要求：不用急着打扫房间里的尘土；把干净衣服放在洗衣篮里或堆在角落里，到需要的时候再去拿；偶尔可以吃一次简单的晚餐。

出去走走：如果你被吵闹的宝宝搞得头晕脑涨，就把宝宝交给别人照顾一会儿，或是抱他出去散散步。

接受援助之手：如果家人或朋友提出帮助你，可以让他们帮你抱抱宝宝、叠叠衣服或是跑跑腿——总之，是你最需要他们帮你做的事。

维持和他人的关系：新生儿需要你的爱和照料，但你也要抽出时间陪陪家人，和你的爱侣找个时间约会，和朋友出去吃个饭或看场电影。

保持乐观：即使生活现在有点儿混乱，也要珍惜与宝宝这一阶段的生活，因为这种生活转眼即逝。

孩子经常哭闹怎么办

安琪的儿子小天只有 3 个月大，这几个星期以来每天都哭闹五六小时。第一次做妈妈的安琪尝试了很多方法，如拥抱他、唱歌给他听、抱着他长时间地走来走去等，但都见效不大。

其实，安琪的经历是正常的。大约 25% 的宝宝每天哭闹时间都要超过 4 小时。更多的研究表明，即使模范父母也会在这种情况下感到焦虑甚至失控。该怎么办呢？

腹痛的宝宝通常表现为哭闹异常。父母要明白的是，宝宝大哭并不是他们的错，只是消化系统不协调造成的。但这并不意味着父母要听天由命。育儿专家和护理人员给出了一些抚慰宝宝的方法。例如，有些宝宝对轻柔的摇动有反应，有些则喜欢奶嘴或温暖的房间，还有些宝宝听到吸尘器或收音机的声音会安静下来。

专家还建议那些一心要帮助自己宝宝的父母不要忘记帮助自己，特别是每天都要注意休息。散步半小时或是找朋友聊聊天都可以令人心情平缓。不要把家里宝宝的吵闹当作是一个灾难，而是应该更好地去应对它。

 ## 让宝宝安睡到天亮

父母最期望的是让宝宝夜晚睡个好觉，因为如果宝宝睡不好，父母也会有很多不眠之夜。

新生儿刚开始时一般不能分辨黑夜和白昼，因为新生儿出生之前是在完全黑暗的世界里生长的。一般来说，宝宝刚出生时平均白天每隔2~3小时，夜间每睡3小时就要吃一次奶。直到建立醒-睡的平衡前，宝宝吃饭的需求都会大过睡觉的需求。

宝宝的胃很小，饿得快，父母不应该在宝宝空腹的情况下让宝宝睡太久，每隔3~4小时喂一次是理想的。

如何才能训练宝宝晚上睡觉呢？

最重要的一步就是建立睡觉的规律。保持这个规律可以让宝宝放松地准备睡觉，比如洗澡、换尿布、喂奶、唱歌和把宝宝放进婴儿床。

如果宝宝哭闹，试着用你的声音或是轻拍他的后背使他平静下来，如果不奏效，可以抱起他，抚慰几分钟后再放下，重复几次使他入睡。

这个规律开头几天有点儿难做，但是很有效，医生说："刚开始时父母的其中一个可以睡在宝宝房间，当他夜晚醒来抚慰他。"这一训练是告诉宝宝，你会在他的身边，但他一定要睡在婴儿床里。

训练宝宝睡觉的方法还有：

●喂奶后20分钟保持宝宝活跃，提供视觉和肢体刺激。

●分开白天和夜晚睡觉的地点。例如他习惯在童车上小睡，晚上就试着睡婴儿床。

●多给宝宝拥抱、唱歌。研究显示，这样做会令宝宝减少哭闹和腹痛。

●宝宝需要学习如何在夜晚独自在婴儿床中睡觉。因为如果你的宝宝习惯在你怀里睡觉，那么在午夜他也会需要你。

医生还提醒父母要避免出现以下妨碍宝宝睡觉的做法：

●不要让宝宝睡在你的床上。你可能会不小心令宝宝窒息或令他产生依赖。

●不要让宝宝依赖吃奶时睡觉，这会令他生蛀牙，还可能导致宝宝在成人后肥胖。

●不要在婴儿车或床上放置可能影响他呼吸的物体，如毛绒玩具和枕头，还要避免放绳子、尖利或体积过小的物体。

另外，除非是医生指示，不要让宝宝俯睡，应该让他仰睡。不要因为疲劳、沮丧去摇宝宝，这会造成宝宝脑损伤甚至死亡。在你平静下来之前，要把宝宝放到床上。

宝宝平时睡眠规律也有可能午夜醒来，婴儿也会有失眠的时候。每个孩子都有不同的情况。

父母们应该尽可能地保持耐心，记住这些并不是成功的秘方，如果宝宝过于急躁且不接受安慰，那么就要向医生咨询了。

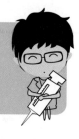

和宝宝建立亲密关系

父母和宝宝间的关系是热烈又真诚的，会发展成一种真实的、持久的爱。这种关系将给予宝宝安全感和自信心，也会影响孩子社交和认知能力的发展。

在照顾婴儿的过程中，最开心的事就是和宝宝进行亲密接触。和宝宝建立亲密关系并不是一时半会儿就能做到的事，也不是要在某个特定的时间去做的事，而是每天都在进行的情感上的沟通。父母可以用不同的方式抚摸和轻抚宝宝，如果爸爸和妈妈经常一起抱宝宝，小家伙会很快分辨出爱抚的不同之处。

妈妈和宝宝间的亲密关系会自然地建立在喂养的过程中。婴儿会对妈妈的气味和触摸作出回应。

贴心小纸条

- 爱抚能促进宝宝的健康成长。
- 目光的接触是心灵的交流。
- 宝宝的眼神会追随移动的物体或面孔。
- 宝宝会尝试模仿你的表情和动作。
- 宝宝对声音充满好奇，喜欢听到你们的对话和对事物的描述。

现在的爸爸们会花更多的时间和宝宝在一起。虽然他们渴望和宝宝密切接触，但有些事情他们是无法代替妈妈的，尤其是在早期母乳喂养的阶段。但这并不妨碍爸爸和宝宝之间的交流，爸爸可以通过其他的活动和宝宝进行沟通，爸爸的参与也会令妈妈心情放松。

贴心小纸条

爸爸可以参与的活动包括：
- 分娩与生产的过程。
- 午夜或凌晨时给宝宝喂奶。
- 给宝宝换尿布。
- 给宝宝唱歌或阅读。
- 帮宝宝洗澡。
- 关注宝宝的肢体活动。
- 尝试模仿宝宝的声音与他沟通。
- 日常活动时使用婴儿背带。
- 让宝宝感受爸爸的肌肤。

如果新妈妈感觉不到和宝宝之间的情感联系，可以在产后复查时向医生说出你的担心。这可能是产后抑郁症的先兆，或是宝宝的身体健康出现了问题，或只是你对于新生命的到来感到疲惫和不知所措。越早发现问题越好，医护人员可以有针对性地帮助你和孩子。与专业人士和其他新父母多进行交流也会对你有所帮助。

和宝宝建立亲密关系是复杂且需要长期积累经验的过程，没有任何神奇的公式可运用。在开始时，只要能够做到满足宝宝基本的需求，慢慢地，父母就会感到更有信心来养育这个小家伙了。

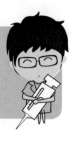

如何为新生宝宝做清洁

新生命诞生的惊喜过后，"菜鸟"妈妈们不免有些惊恐："天哪！我该如何摆弄这个小家伙呢？"妈妈会发现，就连清洁这样如此简单的事情，放在这个刚刚到来的小生命身上都变得如此复杂！

在出生后 1~2 个星期，脐带残端还未脱落前，宝宝还不需要真正意义上的洗澡。这段时间里可以用毛巾轻轻擦拭宝宝的脸和手，并且每次在更换尿布时要清洁生殖器部位。一旦宝宝的脐带残端已脱落就可以开始用浴盆帮宝宝洗澡了。

 清洁前，你需要做哪些准备工作

1 环境

新生儿十分娇嫩，清洁时对其所处环境也有一定的要求。适宜的温度、柔和的光线、专用的清洁用品等，妈妈们都要为刚出生不久的新生儿考虑到。

- 室内温度：24℃~26℃
- 室内光线：自然、柔和的光线，以便观察新生儿的皮肤状况，如是否出疹子或是皮肤有损伤等。
- 室内环境：安静、清洁，尽量减少在场人数。如果妈妈还不能熟练掌握新生儿清洁的方法与步骤，可以请爸爸或其他人来协助。

• 水温：36℃～38℃

2 清洁用品

妈妈要为新生儿准备一套专属的清洁用品，如婴儿澡盆和毛巾。清洁时以及清洁后需要用到的东西都要在准备工作中提前预备好。例如清洁时会用到的棉签、毛巾、婴儿油、婴儿专用洗液等，清洁后需要用到的毛巾、爽身粉、衣服等，这些都要在清洁之前准备就绪。

 ## 清洁步骤与清洁方法

总体来说，给新生儿清洗顺序一定是从上往下的。如果是不熟练清洁方法的新妈妈，可以找个人协助一起给新生儿做清洁护理。

1 头发

在清洗新生儿头发的时候，有两点需要注意：一个是耳孔，另一个是眼睛。妈妈在洗头发时，要按住新生儿的耳孔。清洗后，要用柔软的干毛巾立即擦干头发上的水分。新生儿的头相对比较大、皮肤比较薄、散热比较快，若清洁后没有马上擦干的话，很容易着凉。

安全小提示

不要把婴儿浴盆放在桌子的边缘，让宝宝独自留在浴盆里。
当宝宝在浴缸里时，不要开着水龙头，因为水温会突然有变化。
把所有给宝宝洗澡需要的东西在浴盆旁放好，不要离开孩子去拿毛巾或尿布。

2 眼睛、耳孔

新生儿眼睛的清洁要从眼内侧到眼外侧，用干净柔软的毛巾轻轻擦拭。在清洁耳孔的时候要注意清洁耳道外部，耳后的褶皱处往往也是妈妈们容易忽略的地方。因为新生儿的代谢比较快，汗和皮屑等代谢物若不能及时清洁，会刺激此处的皮肤，导致发红、出疹等症状。

3 鼻腔

对于鼻腔中浅处的分泌物，妈妈们可以用棉签轻轻地蘸出来，但不要试图用手去清理。不建议妈妈清洁新生儿鼻腔深处的分泌物，因为非专业人员在清洁较深处分泌物时，很容易刺激到新生儿幼嫩的鼻黏膜。

4 颈下

新生儿颈下是褶皱最多的部位之一，所以对于颈下的清洁也是至关重要的。妈妈在为新生儿清洁颈下时，一定要将颈部撑开。方法是：用手部虎口托住新生儿的颈部，使颈部成伸开状，这样可让新生儿颈部的皮肤充分暴露，用清水撩洗后，要立即蘸干。夏天可以在颈下用些婴儿爽身粉，但一定要少量，因为过量的爽身粉会和新生儿的汗液混合，对皮肤造成刺激。

5 上身

对于上身的清洁护理，妈妈特别要注意新生儿身体的褶皱处，如腋下、颈后的皮肤，若不注意清洁，则易出现感染、糜烂等症状。

6 腹股沟

腹股沟是容易藏匿脏东西的地方，特别是在新生儿排尿和排便后，一定要注意腹股沟的清洁并保持干燥。

7 骶尾处

骶尾处也一定要注意清洁，若发现有排泄后的残留物，不易用清水冲洗掉的话，可以用婴儿油清洗。清洗时应注意动作要轻柔。

8 指甲

有些妈妈认为没有必要给新生儿剪指甲，但是新生儿的皮肤很嫩，很容易被指甲刮伤，所以建议定期给新生儿剪指甲，做好指甲的清洁护理。建议在新生儿睡觉的时候为其剪指甲，可以避免因哭闹而使孩子意外受伤。

9 脐带

不要用纸尿裤或是其他任何东西遮盖新生儿的脐带，遮盖物会造成脐带的不清洁。脐带清洁要用医用酒精，清洁时要彻底，尤其注意脐带的根部。有些妈妈不敢为新生儿清洁脐带根部。但若不清洁彻底会诱发脐带炎，严重时更会导致败血症。

10 小屁屁

小屁屁的清洁男女宝宝是不太一样的。男宝宝在排泄后，一定要注意龟头的清洗，但对于新生儿，妈妈并不必将包皮翻上去清洗。女宝宝则要注意肛周的清洁，清洁时要按照由上往下的顺序，同时还要注意大小阴唇的清洁。无论是男宝宝还是女宝宝，都不宜在外生殖器处使用爽身粉。

 ## 清洁后，妈妈应注意些什么

1 蘸干

清洁后，妈妈应用柔软的干毛巾及时地将新生儿全身蘸干，以免着凉。不要用毛巾擦新生儿，以免对新生儿娇嫩的皮肤造成损害。

2 干毛巾包裹

蘸干之后，妈妈要用干毛巾将宝宝包起来。

如何防止婴儿身体发冷

1. 将手放在宝宝的肚子上而不是手脚上，因为他们身体的血液循环可能还不够好。

2. 当你给他脱掉衣服，比如洗澡或按摩的时候，最好把他放在有加热设备的房间里，或在洗完澡后马上帮他擦干并穿好衣服。

3. 洗澡时水温很重要，水不要太少，要让宝宝的身体可以完全浸在温水中。用手紧紧抓住宝宝身体，并且要让宝宝的头露出水面。

4. 如果是刚出生的宝宝，可以在洗澡前进行按摩，或两者分开进行，但最好不要在洗澡后按摩，因为宝宝会觉得冷。

5. 天气寒冷时要把给孩子用的东西先预热一下，比如毛巾、衣服等。

6. 按时喂宝宝。

3 分步穿衣

给新生儿穿衣服的时候要分步骤，衣服应该是在清洁之前准备好的。如果新妈妈没有经验，一个人忙不过来的话，可以找爸爸或是长辈协助。

新生儿很软，特别是颈部的肌肉还无法支撑起大大的头，所以在给新生儿穿脱衣服时要特别注意。上衣最好不要选择套头的款式，应该选择前开襟的和尚服。在给新生儿穿衣服时，先将衣服平放在床上，拉开前襟，一只手扶住新生儿的头，一只手扶住新生儿的腰，将其平放在衣服上；然后把新生儿的胳膊放入衣袖，妈妈的手从外面放入衣袖，抓住新生儿的手，并从衣袖中拉出；最后合上前襟，系上带子。

4 喂奶和补水

新生儿穿好衣服后，妈妈要及时给新生儿补充些母乳。有些妈妈习惯在清洁前哺乳宝宝，这种做法是不对的。对于喝配方奶的新生儿，在清洁完成后，可以适当地给宝宝补充些水分。

贴心小纸条

新生儿多久清洁一次？

理论上讲，新生儿应该每天清洁一次。对于没有什么经验的新妈妈来说，2天给新生儿清洁一次就可以了。

新生儿可以用洗液清洁吗？

10天之内的新生儿是不需要使用任何清洁洗液的，只要温度适宜的清水就可以了。对于11天之后的新生儿，可以少量使用新生儿专用的清洗液。

怎样护理宝宝的脐带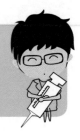

　　脐带残端可能一直存留到出生后1~3周，在它脱落之前要保持它的清洁。每次换尿布时可以用浸了酒精的棉花擦脐带周边，这样有助于脐带的愈合。注意不要让尿布摩擦到宝宝的脐带，可以直接剪去尿布上端的部分。

　　脐部稍有出血是正常现象，通常无须担心。如果肚脐看起来红肿，流出的物体有异味，这时应及时去看医生，看脐部有无感染。

　　在脐带残端脱落之前，妈妈可以用海绵帮宝宝洗澡，这样他的肚脐就不会很湿。脐带完全脱落后就可以正常洗澡了。

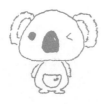

新生儿生殖器的护理

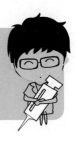

 男宝宝生殖器的护理

1 水温适当

水温控制在约38℃，保护宝宝皮肤及阴囊不被烫伤。阴囊是男性身体温度最低的地方，最怕热，高温会伤害成熟男性睾丸中的精子。宝宝睾丸中此时没有精子，但也必须注意防止烫伤。

2 切莫挤压

宝宝的阴茎和阴囊布满筋络和纤维组织，又暴露在外，十分脆弱。洗澡的时候，新手爸妈要特别注意，不要因为紧张慌乱用力挤压或者捏到宝宝的这些部位。

3 清洗重点

把宝宝的阴茎轻抬起来，轻柔地擦洗根部；阴囊多有褶皱，这里较容易藏脏东西；阴囊下边也是个隐蔽之所，包括腹股沟的附近，都是尿液和汗液常会积留的地方，要注意擦拭。

清洗包皮的方法为：右手拇指和食指轻轻捏着阴茎的中段，朝孩子腹壁方向轻柔地向后推包皮，让龟头和冠状沟完全露出来，用毛巾浸着温水轻轻地洗。水温不能太高，手势不能太重。洗后要注意把包皮回复原位。

4 不要过度刺激

生殖器受热膨胀、尿道张开可使泌尿系统感染，出现小便不正常的现象。更严重的是，过度刺激生殖器会激惹孩子性倾向的活跃，导致性早熟。

贴心小纸条

在男宝宝周岁前都不必刻意清洗包皮，因为这时宝宝的包皮和龟头还长在一起，过早地翻动柔嫩的包皮会伤害宝宝的生殖器。

● 穿戴纸尿裤或者围尿布的时候，注意把阴茎向下压，使之伏贴在阴囊上。这样做是为了不让宝宝小便的时候弄湿衣服，也可以帮助宝宝的阴茎保持自然下垂的状态，避免将来影响穿衣的美观。

● 不要把孩子的阴部包裹得太紧（如穿紧身裤等）。

● 花露水与爽身粉这类东西容易使原本就潮热的纸尿裤里面更加潮湿。爽身粉也容易与汗液结块，堵塞毛孔，花露水还有一定的刺激性，因此最好不用。

● 若宝宝不穿纸尿裤，排尿后最好用纸巾蘸干尿液，保持干爽。

● 男孩子也要有自己独用的洗具，如毛巾、盆等。

女宝宝生殖器的护理

女性的尿道口、阴道口与肛门同处于一个相对开放的环境中，交叉感染的机会也比较大，因此要特别注意护理女宝宝的生殖器。

1 用什么洗

平时大便后用清水就可以，不要用清洗液刺激生殖器。

2 怎么洗

用脱脂棉、棉签或柔软纱布浸透水给宝宝擦拭要比用毛巾好。家长事先洗手也是极其必要的。给女宝宝清洗阴部的时候，要从中间向两边清洗小阴唇部分（也就是小便的部位），再从前往后清洗阴部及肛门。一定要将肛门清洗干净，大便中的细菌最容易在褶皱部分积存。周岁以内的女宝宝不必每次都要拨开阴唇清洗，清洗干净外部就可以。同男宝宝一样，过度刺激女宝宝的生殖器会导致性早熟。

贴心小纸条

● 小便后及时更换尿布，每天坚持清洗外阴 1~2 次，并轻轻拭干阴唇及皮肤皱褶处，保持外阴清洁和干燥。

● 大便后用湿纸巾从前往后擦拭，并用温水清洗一下。

● 初生女婴外阴偶尔有白色（或带有血丝）分泌物出现，家长可以用浸透清水的棉签轻轻擦拭，不必紧张。

● 日常的一些分泌物，对宝宝脆弱的黏膜可以起到一些保护作用，过度清洗有害无益。

● 爽身粉的粉尘极容易从阴道口进入阴道深处，甚至是内生殖器，所以最好不要给女宝宝用爽身粉扑下身。

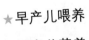

★早产儿喂养

★早产儿营养

★早产儿的护理

★早产儿易感疾病控制

第三课
早产儿的特殊护理

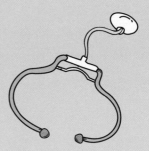

　　早产儿是指胎龄小于 37 周的宝宝，由于他们还没有在宫内做好充足的准备，就因为各种原因提前来到这个世界，各项生理机能及营养储备都尚未成熟，因此比足月儿（胎龄 38～42 周）更加需要重视及关爱。

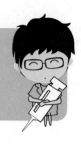

早 产 儿 喂 养

　　母乳喂养是早产儿的最佳选择，尤其是胎龄小而且出生体重低的宝宝。早产儿胃肠道发育尚不成熟，消化功能不完善，而母乳的乳糖含量低、脂肪含量少，易被消化和吸收；母乳所含的氨基酸也有利于促进早产儿生长；母乳中有丰富的矿物质，如钠、锌，免疫活性物质多，而且含有多种抗体，更有利于早产儿在较短时间内增加体重，提高抵抗力。有研究表明，母乳喂养可以减少早产儿感染、婴儿猝死及坏死性小肠结肠炎的发生率。

　　如果不能保证母乳喂养，配方奶粉也是可以替代的。在早产儿未纠正胎龄前，也就是未达到 38 周前，一般要用早产儿专用配方奶，这种配方奶成分接近母乳，不仅有母乳的优点，还能补充母乳中不足的营养要素，同时根据早产儿的需要，可以适当提高热量。

　　早产儿的吸吮能力差、胃容量小，应少量多次喂养，胎龄越小间隔时间越短，这要根据每个宝宝的个体需要决定。摄入量的足够与否跟宝宝的体重增长情况相关。母乳喂养的早产儿应该经常称体重。观察早产儿体重的增加情况，是判断喂养是否合理的重要指标。

　　吃奶的情况可以反映早产儿的吸吮能力和吞咽能力。正常早产儿吃奶会相对慢些，也很吃力，容易溢奶，但这种情况无须特殊处理。如吃奶情况改变，要注意可能是疾病的表现，如患败血症时吃奶会不好，患肺炎时吃奶会出现呛咳，患胃肠道疾病时吃奶后会出现呕吐、腹胀等。

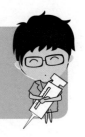

早产儿营养

　　早产儿需要的营养素包括能量（糖）、蛋白质、脂肪、维生素、矿物质等。早产儿体内储存的能量较低，还要追赶生长发育并面临着疾病的挑战，所以，尽管早产儿体重比正常新生儿要低，但他们需要的营养素却要超过正常新生儿。

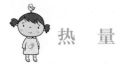

热　量

　　由于早产儿代谢旺盛，对热量的要求会高于足月新生儿。但早产儿的吸收能力低于足月儿，热能的供给开始可以稍低，然后再根据情况逐步增加。如果每日的热卡不能达到所需，早产儿体重增长就会减慢。正常新生儿每千克体重每天达到50卡~60卡可以维持生活，早产儿每日每千克体重要有110卡~140卡才能达到增长体重的目的。

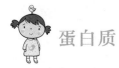

蛋白质

　　早产儿处于追赶性生长的状态，蛋白质的需要量要高于正常儿。足月儿从母乳中摄入的蛋白质占总热量的6%~7%，而早产儿摄入的蛋白质占总热量的10.2%。当早产儿进食奶量少，蛋白质摄入量不足时，生长发育会受到影响，并发症机会增加。

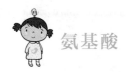

氨基酸

足月宝宝所需氨基酸为 9 种，早产儿为 11 种，因早产儿缺乏有关的转化酶，不能将蛋氨酸转化成胱氨酸，苯丙氨酸转化成酪氨酸，因此必须从母乳或配方奶粉中摄取。

维生素及矿物质

早产儿体内储存的维生素及铁剂较低，摄入也不足，更容易发生贫血及维生素缺乏，如铁、维生素 D、维生素 C、维生素 E、叶酸等缺乏，应早期预防。

钙剂及维生素 D：母乳喂养的早产儿，生后 2~3 周起每日供给维生素 D 800~1200 单位，但要注意用鱼肝油时维生素 A 的剂量不应超过每日 10000 单位。同时每天每千克体重应补充钙剂 100 毫克。

铁剂补充：早产儿肝脏贮铁不足，易发生新生儿缺铁性贫血，一般生后 6~8 周开始补铁剂至 1 岁，预防量为每天每千克体重 2 毫克。胎龄小、体重低的早产儿发生贫血的可能性更大，补充铁剂时间更早。

维生素 E：早产儿血清维生素 E 也低于足月儿，出生后 10 天起每日应补充维生素 E15 毫克。

叶酸：早产儿出生后 2 周，血清中叶酸的含量较低，而红细胞生成时需要叶酸，故母乳喂养的宝宝每日需补充 20 微克~50 微克的叶酸。

锌的补充：一般在生后 4 周开始补充，婴儿锌的推荐量为每日 3 毫克。

B 族维生素：出生后可以每日供给 B 族维生素约 65 毫克。

维生素 C：每日补充 50 毫克，分 2 次服。

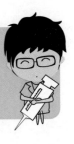

早产儿的护理

早产儿出院后，由于体质较足月儿弱，需要细心看护及喂养。

 ## 防止感染

除专门照看孩子的人外，最好不要有过多外来人员接触孩子。接触孩子前要换上干净清洁的衣服，洗净双手。妈妈患感冒时应戴口罩哺乳，哺乳前应用肥皂及热水洗手，避免交叉感染。

 ## 注意保暖

早产儿体温调节中枢不成熟，对外界温度的适应能力差，体温容易随外界温度的改变而变化，不仅容易出现低体温，而且也容易发热。室内温度要保持在24℃~26℃，室内相对湿度55%~65%之间。婴儿体温应保持在36℃~37℃，不应超过37.5℃。体温如下降到35℃以下，或上升到38℃以上，应取采取相应的升温或降温措施，如仍没有效果，应该去医院检查。

 ## 精神反应

早产儿对外界刺激反应比正常新生儿要弱，对外界反应一般欠灵敏，表情比较少，哭声较弱，疾病特殊症状不典型。所以，要多观察孩子的精神反应状况，如表情、吃奶、睡眠等，当孩子吃奶骤减，脸色蜡黄，哭声很弱时，应去看医生。

皮肤护理

每日洗澡是观察早产儿皮肤状况的好机会，如皮肤的颜色发灰、黄疸、皮疹、硬肿、脐炎等都是疾病的表现，只有及时发现才能得到及时治疗。

婴儿抚触

抚触给孩子带来的触觉上的刺激会在孩子大脑里形成一种反射，这时孩子的眼睛、手脚跟着活动起来，当这种脑细胞之间的联系和活动较多时，就促进了孩子智力的发育。抚触还有一个好处就是可以减少孩子哭闹，使孩子更好地睡眠。而腹部的按摩可以使孩子的消化吸收功能增强。

大小便情况

如果是母乳喂养，粪便会呈浅黄色，性状较稀；人工喂养，粪便为黄色或金黄色，可以有些奶瓣。一天小便6次以上，说明摄入水分足够，如果小便少于6次应及时补充水分。若出现持续的不明原因哭闹或腹胀腹泻则需要咨询儿科医生。

早产儿是特殊新生儿，全身各个器官系统发育不成熟，有着不同的生理特点，要精心护理早产儿，多观察孩子变化，但不要过分紧张，要有信心，只要科学调理，孩子一定会健康成长的。

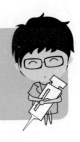

早产儿易感疾病控制

感染是早产儿常见的并发症，是引起早产儿死亡的重要因素，也是早产儿生存的一大难关。早产儿感染性疾病不仅比足月儿更容易发生，而且更为严重，又由于表现不典型，常常被忽视，所以早期发现早产儿易患的感染性疾病，对于及时防治非常重要。那么，早产儿可能患哪些感染性疾病呢？

胃食道反流

早产儿胃蠕动功能较弱，食管下端与胃连接的贲门括约肌较为松弛，还会伴有功能缺陷，所以胃内食物容易上溢，且酸性胃液容易反流到食道，若食道长期处于酸性环境中，容易引起食道炎、食道溃疡，或导致食道狭窄；反流物容易被吸入到气管，引起反复发作的支气管肺炎、肺不张，甚至引起窒息、猝死综合征。

坏死性小肠结肠炎

早产儿胃肠消化和吸收功能不成熟，加之不合理的喂养是造成坏死性小肠结肠炎（NEC）的重要因素，如喂养速度过快、奶量过大，奶的蛋白质和糖含量不合适，过早采用人工喂养等。引起早产儿肠道缺氧缺血、感染的疾病也可能造成 NEC，如呼吸窘迫综合征、动脉导管未闭、窒息、脐血管插管、贫血和红细胞增多症等。

肺部感染

新生儿肺炎可以是吸入性的，也可以是自然感染，还可以是继发于气管插管、机械通气之后。早产儿肺炎的表现不典型，不容易被发现，如果有呛奶、吐沫应及时拍胸片确定诊断。

皮肤感染

皮肤脓疱疹是早产儿常见的皮肤感染，常由于皮肤损伤、皮肤护理不好引起。少数的脓疱疹可以用75%酒精擦拭，全身性的皮肤脓疱疹则应在医生指导下用药物洗澡，如小檗碱、依沙吖啶等。

肠道感染

新生儿肠道感染可以是肠道本身感染，也可以是全身感染引起的，虽然也表现为腹泻，但早产儿感染性腹泻较重，更容易引起脱水、酸中毒，应及时治疗。

败血症

新生儿尤其是早产儿皮肤黏膜保护屏障功能差，局部感染即可导致全身感染，孩子出现体温不升、反应不好、吃奶不好、不哭等现象，就要考虑败血症的可能，应及时上医院进行检查和治疗。

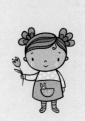

第四课
母乳喂养——
一切都是最好的

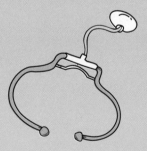

　　在怀孕期间，妈妈就需要做一个很重要的决定：要不要给宝宝进行母乳喂养。美国饮食协会（ADA）鼓励妈妈至少要进行 4 个月的母乳喂养，当然最好是喂到 1 岁，因为无论从营养、免疫、心理还是经济的角度出发，母乳对宝宝都是最好的。

母乳喂养对宝宝的益处

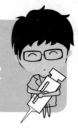

相比配方奶粉，母乳有很多优势。母乳富含 100 种以上配方奶粉所不能提供的营养。母乳每天的成分会因母体的变化而有所不同。研究表明，母乳能最好地满足婴儿的需要。

母乳的蛋白质含量比配方奶低，所以更容易被宝宝消化，宝宝会较少出现便秘或是腹泻，也不容易超重。

另外，母乳中含有的不饱和脂肪酸更有利于宝宝的大脑发育。母乳喂养与智力的发展是密不可分的。

更为重要的是，母乳含有帮助宝宝抵御疾病的免疫系统所需要的抗体，能有效避免食物过敏，而配方奶粉就没有这些功效。

母乳喂养还有助于婴儿发展其颌骨、舌、颚。还有，母乳喂养期间妈妈和宝宝的肌肤接触，能增进母子间的感情。

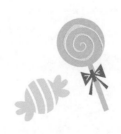

母乳喂养对妈妈的益处

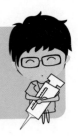

　　母乳喂养是帮助妈妈和宝宝之间建立情感基础的最自然的过程，也让妈妈有机会坐下来休息，和宝宝玩耍。这对新妈妈来说是很重要的！

　　对于妈妈来说，母乳喂养有利于子宫收缩并且可以燃烧脂肪。一些研究表明，母乳喂养能帮助保护女性免受绝经前乳腺癌的伤害。

　　不要把母乳喂养看作是挑战，而应该去享受这个过程，尝试之后你会发现这是件很容易的事。不要因为任何人或事而破坏这美好的一切。

母乳喂养第 1 天

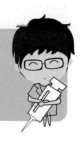

　　母乳喂养会成为妈妈和宝宝美好的经历。重要的是，妈妈在遇到问题时不要沮丧。

　　世界卫生组织设计的最佳母乳喂养计划中，最重要的一点就是妈妈和新生宝宝的肌肤接触，而且是越早越好。医院产房也在推行这一肌肤接触的理念。宝宝天生就具有寻找妈妈乳房的本能，努力练习含住乳头，而妈妈和宝宝必须一起练习这个新技巧。最开始的 24 小时，你们都还在练习，哪怕宝宝只是吃到 30 毫升的奶也是正常的。

　　分娩的过程使妈妈和宝宝疲惫不堪，宝宝吃过第一次奶后可能大睡 8 小时，没关系，不用叫醒他。如果宝宝醒着，尽量多喂几次。很多妈妈担心，母乳喂养不好掌握孩子的吃奶量。刚出生的宝宝每次喂养时间在 10~15 分钟，每天 6~8 次就足够了。

　　如果妈妈在喂奶时感到不适或疼痛，就要注意姿势了。母乳喂养不同于人工喂养的是，妈妈要让宝宝靠近自己的身体，乳头指向宝宝的鼻子或上嘴唇，这样做就不会感到摩擦、疼痛。一旦妈妈和宝宝对喂奶都适应了，妈妈就会找到最舒适的哺乳姿势。

　　有的妈妈会因为多次尝试母乳喂养，乳头出现疼痛或皲裂的现象。如果已发生乳头皲裂，哺乳后再挤出一些乳汁，涂抹在乳头和乳晕上，并待其自然干燥。哺乳妈妈要穿戴棉质胸罩，必要时放置乳头罩，以利空气流通，促进乳头皲裂愈合。

母乳喂养小秘诀

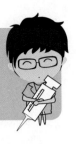

 按需哺乳

如何分清宝宝是真饿了还是在吵闹？如何找到喂食的平衡点？大多数专家表示，宝宝会慢慢找到自己的进食节奏。

有些妈妈觉得要等到自己的乳房有充足的乳汁才给宝宝喂，也有些资料建议妈妈设定严格的每隔 3~4 小时喂养 1 次。这样做可能一部分婴儿的成长不会受影响，但大部分的婴儿会受影响。如果婴儿哭着要吃奶却被忽视会令他不愿吸奶，妈妈的乳汁量就会因得不到吸吮而减少。因此，按钟点喂养会抑制母乳的分泌量。如果喂食的频率和时间受到严格的控制，母乳摄入不足可能会降低婴儿营养摄入量。乳汁分泌和宝宝的进食量受多种因素的影响，包括喂养频率、母乳存储容量、婴儿胃容量、乳汁的脂肪含量等。

贴心小纸条

每次两侧乳房各喂 10~15 分钟，或先喂的一侧乳房变轻后就换另一侧。妈妈也可以每次只用一侧乳房喂 30 分钟，这样宝宝能吃到后乳，后乳富含卡路里，更能满足宝宝生长发育的需要。

宝宝要吃奶的时候会扭动身体，表现出不安；如果手靠近宝宝的脸，他会试着吸手指或其他在嘴边的东西；如果这些早期的提示被忽视了，他会开始哭闹并逐渐升级为大哭，以表示他需要吃奶了。

母乳喂养需要按宝宝的提示进行喂食，并应允许他们设置自己的进食习惯，而不是按时间喂奶。强有力的证据显示，如果要成功地进行母乳喂养就要选择按需哺乳的方式。

 ## 只喂母乳

在母乳喂养的前几天里，妈妈可能会感觉乳汁并不充足，这是所谓的初乳，通常这种情况会持续2~3天。初乳具有高糖分、低蛋白质、低脂肪的特点，更容易被宝宝所吸收，并有助于他的新陈代谢。随着宝宝一天天长大，乳汁的量也会变多，以满足宝宝的生长发育所需。通常乳汁量会在分娩后的3~4天明显增加。如果是剖宫产分娩，乳汁量的增加可能会由于疲劳和疼痛而延迟几天到来。

从来没有出现过母乳有问题的先例，因为母乳是宝宝最好的食粮，远胜于任何配方奶粉。遗憾的是，很多妈妈会说自己乳汁的质量不好，乳汁不够，而给宝宝喂配方奶。

 ## 推迟使用人工乳头（奶嘴）

使用胶皮奶嘴不需费力，若再改为吸母乳，宝宝会觉得费劲儿，吸久了就不愿再吸了，这样造成的哺喂困难称为乳头错觉。因此，如果确实需要喂配方奶，就用小杯或注射器，以防止发生乳头错觉。

宝宝生病时的喂养

宝宝生病时通常胃口不好，母乳会提供他所需的营养，还可预防出现脱水的现象。因此，宝宝生病时更应母乳喂养。

风干乳头

每次哺乳后妈妈都要注意保持乳头干燥，以防止因皲裂导致感染。如已经出现皲裂，可以擦一些母乳或绵羊油。不需要用肥皂，因为那样会减少乳晕中蒙哥马利腺分泌的有益的天然油脂，会令乳头更干裂和疼痛。

注意感染

乳腺感染的迹象包括发烧，乳房不适、疼痛、红肿，或出现肿块。如果发现上述任何症状，请马上去向医生咨询。

及时治疗乳房肿胀

妈妈生完宝宝后，乳房开始变大变重，产后 2~6 天由于乳汁增加会变软，但有时会出现因乳汁淤积而肿胀的问题。这时不要停止哺乳，小心护理你的乳房，洗温水澡或用温毛巾热敷都可以帮助缓解疼痛。肿胀情况严重时应求助于医生。

注意饮食和休息

因为身体每天需要消耗额外的 500 卡路里来制造乳汁，所以母乳喂养时妈妈会感到比平时更加口渴和饥饿。此时可以多喝水或果汁缓解口渴。女性在孕期及产后应该注意饮食均衡，这样做对身体健康很有好处。当然，还要注意休息，以利于促进乳汁分泌。

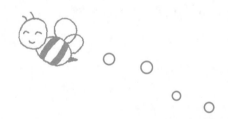

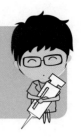

漾奶和吐奶

宝宝刚刚吃饱奶没有几分钟就又吐了出来，是不是生病了呢？其实不用太担心，一般这是宝宝漾奶或吐奶的表现，只要掌握好护理方法，就可以预防这种情况的发生了。下面先来说说宝宝为什么会漾奶或吐奶。

漾奶是指小婴儿喂奶后奶液从口边溢出，量不多，少数婴儿在喂奶后片刻因更换尿布等改变体位会引起漾奶。漾奶属正常现象，不影响宝宝的生长发育。一般在宝宝出生后6个月漾奶现象会自然消失。

吐奶是指奶水从婴儿嘴里急速涌出，也是婴儿常见现象，这与婴儿消化道的解剖特点和生理特点有关。婴儿的胃容量小，呈水平位，贲门肌较弱，而幽门肌发育良好，因此新生儿胃的出口紧而入口松，奶液容易反流，引起呕吐。正常婴儿如果喂养或护理不当均可能引起吐奶。

引起吐奶的常见原因有：喂奶次数过多、奶量过大；奶嘴的孔径过大、出奶过快；喂奶时奶液未完全充满奶嘴，在吃奶时同时吃进了空气；喂奶后多变动体位。

应该如何预防吐奶呢？可以通过改进喂养和护理方法，如在宝宝吃奶后，把他竖抱起来，将其胃部紧贴于妈妈的肩部，使他的头自然下垂，由下至上轻拍宝宝的背部，让宝宝打嗝，也可以让宝宝保持右侧卧位等。

吐奶也可能是因为其他的疾病所引起的，如肠道感染、肺炎和脑膜炎等。另外，肠道功能异常也可引起吐奶，如幽门痉挛、肠道闭锁等先天性畸形的疾病。所以，如果宝宝呕吐严重、呕吐不止或伴有发热等其他症状，可能就不是吐奶这么简单了，家长应及时带宝宝到医院接受检查和治疗。

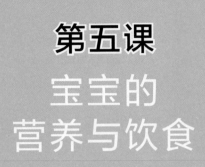

第五课
宝宝的
营养与饮食

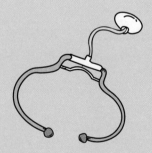

宝宝吃多少才是"刚刚好"

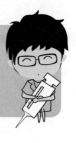

很多家长担心，吃多了怕宝宝超重，吃少了怕影响发育，到底给宝宝吃多少合适呢？

 0~4 个月的宝宝

1 喂什么

对于 0~4 个月大的宝宝，所需的营养主要来自母乳或配方奶。0~1 个月大的宝宝是不需要严谨的、固定的饮食时间表，而是要按需喂养。父母要做的是认真观察，找出宝宝的饥饿信号，比如吐舌头、咕哝嘴唇、来回晃头、吃手指、吃拳头等。

2 喂多少

	母乳		（或）配方奶
	哺乳量	间隔时间	
0 个月	每次少则 60 毫升~70 毫升，多则 120 毫升~140 毫升	每次吃奶时间在 15~20 分钟，3~4 小时喂 1 次	每次 90 毫升~110 毫升，每天 8~10 次
1 个月			每次 100 毫升~120 毫升，每天 6 次
2 个月			每次 120 毫升~140 毫升，每天 6 次
3 个月	每次少则 90 毫升~100 毫升，多则 150 毫升~160 毫升	每次 15 分钟左右，4 小时喂 1 次	每次 130 毫升~150 毫升，每天 5~6 次
4 个月			

4~6个月的宝宝

1 喂什么

4~6个月宝宝就可以添加辅食了，但如果父母并不是十分清楚宝宝是否能够开始添加辅食的话，可以先听听医生的建议。另外，宝宝也会传达一些信号给妈妈，表示可以开始添加辅食，比如头部可以立稳（主动把头从妈妈的乳头或奶嘴旁移开），全天奶量达 1000 毫升仍难满足饥饿感，或者对食物表现出极大的兴趣等。但是每个宝宝的时间表都不同，如果宝宝到了 6 个月还只吃母乳或配方奶，也不必过于担心。

宝宝的辅食最好从含铁米粉开始。把米粉和母乳（或配方奶）混合，放在碗里，用勺子喂宝宝吃。不建议家长把辅食放在奶瓶里，因为宝宝需要的是"吃"辅食，而不是"喝"辅食。"吃"是宝宝口腔肌肉发育、锻炼协调能力、培养吞咽能力不可或缺的过程之一。最开始，喂到嘴里的辅食可能会流出来，但宝宝会很努力地学习吃东西，直到能很好地把辅食吃到嘴里。

2 怎么喂

在喂辅食的前后，都应喂些奶。

- 先喂一点儿奶，消除宝宝因饥饿产生的焦躁和不安。
- 喂辅食。
- 最后让宝宝再吃些奶，直到吃饱。

整个程序下来，宝宝会觉得辅食是一道不错的"开胃菜"，慢慢地，他会越来越喜欢吃辅食。

宝宝到了 5~6 个月时，辅食里可以加些绿色蔬菜。添加蔬菜的种类与顺序没有特殊规定，只是在添加完一种食物后，要等 2~3 天再添加另一种新食物，以便家长确定哪种食物会导致宝宝出现过敏反应或消化不良等症状。如果宝宝出现过敏症状应咨询医生是否可以让宝宝继续吃这种食物。

如果宝宝出现挑食或不喜欢某一种食物时，千万不要惊讶，这都是正常的。为了培养健康的饮食习惯，妈妈要有足够的耐心，有时候让宝宝接受一种食物，可能需要多次的尝试。

3 喂多少

这个阶段的宝宝，辅食添加的量很少，主要目的在于让宝宝接受吃辅食的过程和食物的味道。

母乳：辅食前后每天一共 5 次左右，每次 15 分钟左右。

配方奶：辅食前每天 4 次，每次 150 毫升~180 毫升。辅食后每天 1 次，每次 130 毫升~160 毫升。

（注："母乳"与"配方奶"二选一）

辅食：每天 1~2 次。

辅食添加量的标准：

	添加量	注意事项
碳水化合物	含铁的婴儿米粉 2~3 大匙	—
蛋白质	豆腐 25 克；鸡蛋黄少于 2/3 个	—
维生素类	胡萝卜泥（1 小匙）；菠菜泥（菜叶尖部 5~6 小片）；土豆泥（1 小匙）；西红柿（1 小匙）	总量控制在 15 克~20 克，或 2~4 大匙

7~9个月的宝宝

1 喂什么

一旦宝宝适应了泥状的辅食，就可以让他的饮食再前进一步，加一些稍需要咀嚼又很软的块状食物，比如煮烂的肉，它含有丰富的蛋白质。有些营养专家建议，纯母乳喂养的宝宝在5个月时添加肉类，它可以提供比谷类辅食更多的铁。肉类辅食的添加原则和其他新食物一样，从1~2小匙开始，等待2~3天，观察宝宝是否有过敏或消化不良症状。

另外，宝宝这时候可以尝试手指食物了。先从宝宝喜欢的小点心或饼干开始，在他学会自己吃之前，需要妈妈先做几次示范。手指食物要煮得很软，入口即化为佳，因为宝宝这时还只是学着用牙龈咀嚼食物。硬的食物容易卡住气管，所以要时刻关注宝宝吃的过程，以免出现意外。

2 喂多少

此时，辅食的量和种类都应有所增加，但奶仍是最主要的营养来源，所以不要为了让宝宝多吃辅食，而减少奶的摄入。

母乳：辅食前后每天一共5次左右，每次15~20分钟。

配方奶：辅食前后每天一共5次，每次160毫升~200毫升。

每天喝水60毫升~90毫升（天气干燥、炎热，活动量增加等情况下均需加量），最好用吸管杯。

（注："母乳"与"配方奶"二选一）

辅食：每天2次。

辅食添加量的标准：

	添加量	注意事项
碳水化合物	粥 50 克~80 克，约 3~5 大匙	米与水的比例为 1：7
蛋白质	豆腐 40 克~50 克；鸡蛋黄不超过 1 个；鱼肉 13 克~15 克；肉 10 克~15 克	"肉"最好选用小里脊或鸡胸肉 2/3~1 大匙
维生素类	土豆 1/6 个；西红柿 1/8 个；草莓 1 个；胡萝卜 2 厘米长度；菠菜叶尖部 8 片	总量应控制在 25 克左右
调味料	植物油 1/2 小匙	可以为宝宝提供热量和必需脂肪酸

9~12 个月的宝宝

1 喂什么

从 9 个月开始，如果宝宝已经适应较软的块状食物，并学会用牙龈把食物嚼碎，那么他的辅食可以从泥状升级到半固体状，甚至有些成人食物煮软些也可以给他吃。手指食物的种类可以增多一些，通常宝宝喜欢的食物有香蕉、梨、胡萝卜、鱼肉、面条等。这些食物还是要先煮软，方便宝宝咀嚼。

9~12 个月，宝宝要为迈入 1 岁做很多准备。最开始需要学习的就是像大孩子一样吃东西。不妨让宝宝和大家一起坐在餐桌旁用餐，既给宝宝学习的机会，又能增加乐趣。餐桌上的成人食物对宝宝来说充满了诱惑，但放了太多调味料的食物不太适合宝宝吃，也不适合正在喂奶的妈妈。所以在做饭时，可以单独为宝宝准备一些调料少且煮软的食物。

如果宝宝拒绝让大人喂食，便说明他发现了自己吃饭的乐趣，这时不要和他对着干，给他一些尝试的机会吧。

 喂多少

　　宝宝这时刚开始学习自己吃饭，所以真正吃到嘴里的东西可能少之又少，家长不能因为这个就剥夺了宝宝练习的机会。父母可以多准备出一份饭，等他练习完了，再喂给他吃。

　　母乳：辅食前后每天一共 5 次左右，每次 15~20 分钟。

　　配方奶：辅食前每天 2 次，每次 180 毫升~200 毫升。

　　辅食后每天 3 次，每次 100 毫升~200 毫升。

　　辅食：每天 3 次。

　　辅食添加量的标准：

	添加量	注意事项
碳水化合物	粥 90 克~100 克，约 6~7 大匙	米与水的比例为 1：5，或软饭 80 克代替
蛋白质	乳制品 50 克，原味酸奶约 6 小匙；鸡蛋 1/2 个；肉 18 克；鱼肉 15 克；豆腐 50 克	"肉"最好选用里脊肉或鸡腿肉 1 大匙
维生素类	土豆 1/5 ~ 1/4 个；草莓 1.5 ~ 2 个；菠菜叶尖部 10 ~ 13 片；西红柿 1/7 ~ 1/5 个；胡萝卜 2.5 ~ 3.3 厘米长度	总量应控制在 30 克~40 克
调味料	植物油 3/4 小匙；自制西红柿酱 3/5 小匙	盐极少量 酱油极少量（1~2 滴）

（注："母乳"与"配方奶"二选一）

1 吃什么

1 岁后，宝宝的饮食规律基本和成人相同：早餐、午餐、晚餐，上午下午各一次加餐（可以是健康的零食或水果）。固体食物变成了提供宝宝成长所需能量的主要来源，奶则成了宝宝的辅助营养补充食物，虽不是主角，但仍是为学步宝宝提供能量和其他营养素的重要内容。

宝宝过了 12 个月，对奶的摄入不要超量。因为如果奶的摄入量大大超过了这个年龄的推荐量，那么宝宝的小肚子喝饱之后就不会觉得饿，许多妈妈觉得宝宝到了 1 岁后不愿意吃饭，多是出于这个原因。有些宝宝喜欢用奶来解渴，但在他已经喝够一天的奶量后，最好给他喝水或者果汁（100% 纯果汁兑一半水为佳）。

2 吃多少

宝宝 2 岁前，饮食不要以低脂肪食物为主，很多必需脂肪，像牛奶、鸡蛋、奶酪、肉类中的脂肪，不仅能给宝宝的健康提供能源，还可以促进大脑发育。

母乳：每天奶量为 480 毫升~600 毫升。

（注：如果母乳不够，可以用配方奶补充）

配方奶：每天 3 次，每次 150 毫升~200 毫升。

（注：分别在睡前、饭后、吃零食的时候，可以和母乳交替食用）

餐数：每天 3 次

每日餐量的标准：

	添加量	注意事项
碳水化合物	软饭 90 克（1 小碗），或者米饭 80g（1 小碗）	—
蛋白质	乳制品 100 克~120 克（酸奶 7~8 大匙）；鸡蛋 1/2~2/3 个；豆腐 50 克~55 克；肉 18 克~20 克；鱼肉 15 克~18 克	"肉"最好选用里脊肉或鸡腿肉 1~2 大匙
维生素类	土豆 1/4 个；草莓 2~3 个；菠菜叶尖部 13~18 片；西红柿 1/5~1/4 个；胡萝卜 3.3 厘米~4 厘米长度	总量应控制在 40 克~50 克
调味料	糖 4/9 小匙；油 1 小匙；蛋黄酱 1 小匙；西红柿酱 2/3 小匙	盐极少量，酱油极少量

上述在宝宝各年龄阶段列举的食物只是简单举例，家长可以根据宝宝的喜好和需要，变化食物的类别，但食物用量要求要保持相同。

现在妈妈应该大致了解了宝宝每天吃什么，以及该吃多少。在实际操作中，宝宝很可能不按照你制订的标准吃饭，这时不要太较真，试着把标准放宽，在吃饭时间、吃饭方式、吃多吃少等问题上，给宝宝一些自由。其实宝宝和大人一样，当他感到饿的时候，就会主动张嘴要饭吃。只要他的生长发育曲线正常，就不必强求他一定吃够多少量。此外，每个宝宝的吸收能力、活动量、生长发育均不同，不可彼此之间做比较。

藏在膳食宝塔里的全面营养

父母都知道宝宝补充营养要全面，可说来简单，做起来也许就没有那么容易了。在为宝宝补充营养的过程中，怎么才可以轻松做到营养素面面俱到地都包含在宝宝每日膳食中呢？

什么是膳食宝塔

中国居民平衡膳食宝塔是中国营养学会根据《中国居民膳食指南》，采用简明扼要、通俗易懂的宝塔图形方式，把平衡饮食的原则转化成各类食物的重量，以指导我国公众理解并实行的健康饮食方案。宝塔按照各类食物在膳食中的地位和应占的比重，共分为五层，最底层（第一层）

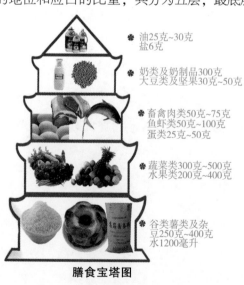

油25克~30克
盐6克

奶类及奶制品300克
大豆类及坚果30克~50克

畜禽肉类50克~75克
鱼虾类50克~100克
蛋类25克~50克

蔬菜类300克~500克
水果类200克~400克

谷类薯类及杂豆250克~400克
水1200毫升

膳食宝塔图

是五谷类，第二层是蔬菜类、水果类，第三层是鱼、禽、肉、蛋类，第四层是奶类和豆类食物，最上层是油脂类。

五谷类位于宝塔的底部（第一层），是人们最基本的营养食物。可提供每个人每天在日常活动中所需要能量总额的 50% ~ 60%。

蔬菜类和水果类的食物同位于膳食宝塔的第二层，但这并不意味着蔬菜和水果之间可以相互代替。父母在为宝宝安排日常饮食时，蔬菜和水果都应兼顾到。

鱼禽肉蛋、豆类与奶类分别组成宝塔的第三层和第四层。其中"鱼"是一个广义的概念，指的是水产类食物，包括鱼、虾、蟹等水产；"肉"则是指畜类动物性食物，禽指飞禽和家禽类；"蛋"是指禽类的卵，如鸡蛋、鸭蛋、鹅蛋、鹌鹑蛋等；"豆"就是所有豆类与豆制品的总称；奶品类包括奶与奶制品，如酸奶、奶酪等。

油脂类是宝塔的最上面一层，也是人们日常饮食中应当摄入最少的一类，主要包括油、盐、糖。除了父母日常做饭时要注意添加的量外，对于一些过多添加糖、盐和油的食物，如巧克力、冰激凌、奶油蛋糕等，也要控制宝宝的摄入量。

贴心小纸条

对于 4 个月以内仍然处在母乳喂养期的婴儿，只要保证充足的母乳或配方奶并添加适量的鱼肝油（或鱼肝油+钙）就能够满足营养的全面摄入。

对于 1 岁以内已经添加离乳食物（常说的辅食）的宝宝，还是要以母乳或配方奶为主要营养来源，保证宝宝每日摄入充足的奶量。至于离乳食物，可以以膳食宝塔为依据，从各组食物中选择适宜的食材，按宝宝的月龄将其打成泥状或做成较细软的颗粒或小块，从而做到离乳食物的多样化。

解开膳食宝塔全面营养之谜

膳食宝塔提供了宝宝膳食中应包括的食物种类与相应比例，可这与营养全面又有什么关系呢？如果父母可以遵循膳食宝塔给出的食物种类与配比为宝宝安排每日膳食的话，那么宝宝营养的摄入便自然有了"全面"的保障。

1 五谷类提供的营养素

五谷类食物提供的营养素主要为碳水化合物、植物蛋白质、少量的脂肪、矿物质、膳食纤维和 B 族维生素。其中，宝宝的生长发育和日常活动消耗的能量大部分是由五谷类食物中的碳水化合物提供的。因中国人的饮食习惯以植物性食物为主，五谷类食物所提供的植物蛋白质成了我们摄取蛋白质的重要来源之一。谷类的胚芽部分含有少量脂类，可被用于提炼植物油，如玉米的胚芽部分可用来榨玉米油。谷类的谷皮中还含有少量的矿物质，如钙、镁、铁、铜和磷，以及 B 族维生素，但通常妈妈们从超市中买来的精米精面都已经被去掉谷皮，所以现代健康饮食观念强力倡导人们适当地食用些粗粮、粗细结合，这便是原因之一。

2 蔬菜类与水果类提供的营养素

蔬菜类与水果类食物中的营养素主要有碳水化合物（包括糖、淀粉、膳食纤维和果胶等）、无机盐（即矿物质，如钙、磷、铁、钾、钠、镁、铜等）和维生素（如维生素 C、胡萝卜素、叶酸、维生素 B_2 等）。另外，果蔬中还含有各种芳香物质、有机酸、酶类和色素，有助于增进食欲、促进消化。果蔬中脂肪和蛋白质的含量非常少，但含有丰富的矿物质和多种植物化学物质，对于心血管和胃肠道健康均有不可忽视的重要作用。尽管膳食宝塔中将蔬菜类与水果类列入同一层之中，并且其所含营养素的种类也大致相近，但在安排孩子膳食时，父母绝不可以将两类食物相互替代。

● 蔬菜与水果不可相互替代

相比于水果，蔬菜类食物中的矿物质（如钙、铁等）和膳食纤维更加丰富。膳食纤维在维持消化系统健康方面扮演着重要的角色，同时可以预防或改善心血管疾病、癌症、糖尿病以及其他疾病。膳食纤维能够清洁肠道，帮助人体排出有毒物质和重金属；促进消化吸收，改善便秘；还可加速多余胆固醇的排出，有助于血液中的血糖和胆固醇保持在理想的水平。蔬菜类食物中含有的叶酸及其他 B 族维生素也要比水果更加丰富。

尽管许多新鲜蔬菜都比水果含有更多的维生素 C，但因加工过程所导致的损失，实际摄入的维生素 C 的量可能不及新鲜水果。许多水果中含有大量的对人体有益的营养物质，如有机酸、甙类等。

● 蔬菜为主，水果为辅

蔬菜类与水果类食物在某些营养素的含量上各有千秋，但父母在为宝宝安排膳食时仍应将重点放在蔬菜的添加上，做到以蔬菜类食物为主、水果为辅的健康膳食结构。因为尽管水果含有某些特有营养素或某些营养素含量较高，但这些营养物质中的一部分更多存在于水果果核与果皮当中，容易在食用过程中被丢弃，并且水果含糖量较高，过多食用时容易因糖分摄入超标给宝宝带来营养不均衡和超重的隐患。

而蔬菜的绝大部分都会被人们食用，所以只要烹饪方法得当，避免烹调过程中营养物质的过分流失，蔬菜中绝大多数营养物质（如矿物质、膳食纤维等）都会被我们吃进肚子。从这个角度看，蔬菜在饮食中的重要性要高于水果，所以，宝宝膳食应以蔬菜为主，水果为辅。

3 鱼肉禽蛋、豆类、奶制品类提供的营养素

鱼肉禽蛋、豆类与奶制品类位于膳食宝塔的第三层和第四层，主要提供蛋白质、脂肪、矿物质和维生素。由于豆类与奶制品类可提供丰富的钙质，所以适宜宝宝较为频繁地天天食用；肉禽类与鱼类（水产类）应相互轮换出现在餐桌上，肉类出现的次数应多于鱼类；蛋类应是全蛋（对蛋黄或蛋清过敏的宝宝则根据个人情况慎重选择）。

● 鱼（水产类）应与肉禽类轮换食用

现如今，许多妈妈都觉得水产类的营养价值要比禽畜类的高，觉得水产中有丰富的锌元素、优质蛋白和可以健脑的 DHA，于是便每天甚至餐餐给宝宝吃水产。这种做法是不正确的。

水产类动物，如鱼、虾、蟹、贝等以蛋白质为营养重点，但这类蛋白质中的氨基酸组成并不十分均衡，过多地、大量地食用容易造成宝宝某些氨基酸的相对不足，从而有可能影响体内某些蛋白质的合成；同时，水产中的钠含量较高，再加上蛋白质消化代谢过程中需水量较多，如果摄入过多会使宝宝缺水口渴，并且过多的钠和蛋白质还会造成钙流失的增加。此外，海水被污染的现象愈发严重，若宝宝过多食用被污染的水产品，还可能导致重

金属中毒。但毋庸置疑，水产品中含有极其丰富的矿物质钙和锌，是宝宝生长发育不可或缺的重要营养物质；而存在于深海的冷水鱼类的腹部、眼和脑中的 DHA，有助于宝宝的智力和立体视觉的发育。因此，给宝宝食用水产品的次数控制在每周 3 次为佳。

禽畜类动物的肉质中含有丰富的蛋白质、脂肪和少量的矿物质（尤其是铁元素）与维生素。人体对其蛋白质的吸收利用率较高，并且这类蛋白质可以弥补水产类蛋白质中氨基酸含量与组成不均衡的缺点。因此，只有水产与禽畜轮换给宝宝食用，才可以使宝宝的营养更均衡，生长发育更健康。

● 蛋类还是全蛋好

禽蛋中含有丰富的维生素，矿物质钙、铁、磷，胆固醇和蛋白质。从生物学价值的角度说，人们对蛋类蛋白质的吸收率是最高的。有些妈妈顾及到蛋黄中含有胆固醇，所以只给宝宝吃蛋清。这种做法并不正确。因为蛋黄中的胆固醇并不会影响宝宝健康，并且胆固醇是我们人体正常新陈代谢和组织构建不能缺少的重要物质。此外，蛋黄中还有许多非常重要的营养物质，如卵磷脂、维生素 A、维生素 D、维生素 E、维生素 K、维生素 B_2 和矿物质等。

● 豆类、奶制品富含钙质，应天天食用

豆类中含有丰富的钙质，维生素 B_1、维生素 B_2、维生素 E、不饱和脂肪酸，以及优质植物蛋白。此外，豆类中还含有一些特有的营养因子，如大豆低聚糖、大豆多糖和大豆异黄酮等。大豆所含的碳水化合物只有一半左右能够为机体提供能量，另一半

（大豆多糖、低聚糖等）会进入到大肠，促进大肠蠕动，利于肠道内双歧杆菌的生长，从而有助于消化。

奶制品富含脂肪、蛋白质、乳糖以及矿物质钙、磷、钾和维生素 B_2，其中奶油中含有丰富的维生素 D，可促进宝宝钙的吸收。经过发酵后的奶制品，如酸奶和奶酪，其中的蛋白质会变得更容易被人体吸收，并且发酵过程中产生的乳酸菌对宝宝的肠道和消化系统都有益处。虽然奶酪中的蛋白质好吸收，并且还含有丰富的乳酸菌，但是由于奶酪中含蛋白质、钙和钠都较高，若摄入过多会使宝宝缺水口渴。所以，1 岁以内的宝宝不适宜在辅食中过早添加奶酪。

贴心小纸条

豆类虽然营养丰富，但如果烹调的方法不当（如加碱处理）的话，丰富的营养便会大打折扣。用低温小火慢炖或蒸煮的烹饪方法可有效保留住豆类中的营养。妈妈千万不要用高温大火煎炸的方法来做豆制品，这样会使豆制品中的营养大量损失。

4 油脂类提供的营养素

位于膳食宝塔塔尖部分的，除了油脂类，还包括盐、简单糖类。成人对油脂的日均需求量约为 25 克，油脂用于提供热量，来源大致可分为三种：动物脂肪、植物油及添加了油脂的加工类酱料，如人造奶油和沙拉酱等。在选择上，植物油优于动物脂肪，天然食用油优于经人工加工过的油脂类食品（这类食物中容易含有大量反式脂肪酸）。

油脂的添加可以从宝宝 9 个月左右的时候开始，有些家长担心宝宝会摄入过多的油脂，所以宝宝都已经 1 岁了，还未添加食用油。事实上，家长预防宝宝过多摄入油脂是对的，但是方法可能不太恰当。少量摄入食用油或芝麻（如纯芝麻酱）、花生、坚果等富含植物油的食材，算不上是多余油脂，反而有助于宝宝对于脂溶性维生素的吸收。所谓多余油脂，指的是宝宝摄入动物脂肪和植物油的总量超出需求量的部分，或者过多食用了对健康不利的高油食品（特别是含反式脂肪酸的），如油炸食品、奶油蛋糕、冰激凌、沙拉酱等。

宝宝膳食的三个搭配原则

合理安排宝宝膳食的原则，归纳起来就是三个搭配，即荤素搭配、粗细搭配、干稀搭配。

最理想的安排是每一餐都做到营养全面，即一餐中涵盖了来自膳食宝塔中各层的食物——谷、菜、肉、蛋、奶和水果，且比例恰当。这样不仅营养素种类全面，而且它们之间会相互"帮助"，更好地被身体吸收。当然，家长们很难有足够的时间和精力做到餐餐如此，且宝宝也未必能听话地一餐吃下这么多种东西。所以，更加可行地追求营养全面是指一天及一周膳食中营养的全面，且仍应努力做到一餐中包含谷、菜、肉。

在蔬菜类和水果类方面，要保证宝宝每天的食谱中都至少有 3~4 种蔬菜（其中至少应有一种叶子类蔬菜），有条件的家庭如果能够保证 5~6 种则更好；水果最好选择应季的自然熟水果。

2~3 岁的宝宝是最容易喜新厌旧的，对于食物也是如此。因此妈妈们除了要注意之前提到的事情外，菜品的多样化也是必不可少的。

孩子对营养的需求与成人有何不同

成人每日摄入的营养主要用于维持生命和一切生理活动及修补组织损耗，而孩子的营养供给除了这些外，还要满足自身不断生长发育的需求。生长发育越迅速，所需的营养素就越多。婴儿期是人一生中生长发育最为迅猛的时期，其每千克体重对热能、蛋白质、脂肪和矿物质等营养素的需求也是最高的时期，故婴儿期的营养供应一定要全面充足，以保证宝宝体格与智力的良好发育。若此时营养供应不当，就容易发生热量供应不足或某些营养素的缺乏，继而发生营养缺乏性疾病，导致宝宝生长发育迟缓、体重不增、骨骼畸形或抵抗力低下，严重营养不良甚至会造成婴儿死亡。

贴心小纸条

对于运动量大的孩子，在安排其饮食结构时，可适当增加一些含热量较高的食物，如来自五谷类和油脂类的食物，以满足孩子对能量的需求；若孩子的运动量较小，则要酌情控制对油脂类、糖果类等高能量密度食物的摄入量，并相应增加些水果和蔬菜类能量密度低但无机盐、维生素和膳食纤维含量丰富的食物。

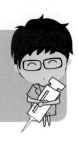

轻松做到三餐均衡吃、食物均衡配

　　全面摄取营养是宝宝健康生长发育必不可少的前提，但并非只要营养补充得全面就足够了，父母还应该懂得，如何均衡合理地将不同种类食物搭配在一起。孩子每天应摄入多少主食、蔬菜水果和肉蛋奶类，孩子早、中、晚餐应各吃多少，在为孩子安排一日三餐时，家长应注意些什么。父母只有了解了这些，为孩子提供的饮食均衡，才可以使孩子摄入的营养被有效地吸收，达到营养配比的均衡。

宝宝均衡膳食上常见的误区

1

主食没有肉和蔬菜有营养，所以孩子没有必要多吃

　　均衡膳食首先要满足人体对热量的需要，所以主食的足量摄入是十分重要的。然而，一些父母认为主食没什么营养，少吃一点儿没关系，肉和水果才最重要。其实不然，因为主食富含的碳水化合物是人体所需热量供应的主要来源。孩子活泼好动、运动量大，需要充足的热量供应。但如果孩子主食摄入不足的话，承担热量需求供给的重担就义不容辞地落在了蛋白质的肩上，久而久之便会加重孩子的肝肾负担，产生威胁孩子健康的潜在危害。因此，妈妈们在安排孩子膳食时，主食类的食物应占到一天摄入食物总量的50%以上。

2 水果蔬菜都差不多，孩子不爱吃蔬菜，多吃点水果就补上了

现在儿童饮食普遍存在的现象是：水果吃得多、蔬菜吃得少；零食吃得多、正餐吃得少。这是造成小儿膳食结构不均衡的普遍原因。用水果代替蔬菜，会导致孩子摄入过多糖分；而零食吃得多，特别是像蛋糕、饼干、坚果、巧克力等热量较高、饱腹感较强的食物，会抑制孩子的饥饿感，从而使零食成了主角，正餐反倒变成了点缀。与此同时，孩子摄入的过剩热量不能被消耗利用，在体内转化成脂肪蓄积，长此以往便会导致小儿肥胖。如今的"小胖墩"越来越多，很大一部分便是膳食结构的不均衡导致的。

"早吃好、午吃饱、晚吃少"科学吗

人们都很熟悉三餐的分配原则——早吃好、午吃饱、晚吃少，可这适用于正值生长发育阶段的孩子吗？事实上，这种说法还是有一定道理的，但并不完全正确。早餐要注重质量，即营养的搭配；午餐要吃饱，是强调量的重要性；而晚吃少是针对成人而言的，主要是避免因热量摄入过多而导致肥胖。对于正处在快速生长发育期的儿童来说，晚餐不可吃得太少，应保证孩子能够摄入充足的热量，不然的话，入睡时间还没到，孩子便产生了饥饿感。但父母要避免在晚餐时给孩子食用高脂肪、难消化的食物，因为这样会加重孩子的胃肠负担，影响晚上的睡眠质量。

对于孩子一日三餐各占其每日总餐量的比例，按照3：4：3的比例分配较为合理，即早餐占一日总餐量的30%，午餐占40%，晚餐占30%。

早餐怎么吃才叫好

所谓好，并不是以早餐的价格作为衡量的标准，而在于早餐中所含营养的质量与合理的搭配。对于不同年龄段的孩子，他们所处的生长发育的阶段不同，营养物质种类以及需求量的侧重点也不尽相同。

1 哪些营养应在早餐中

早餐要注重高质量，宝宝的早餐更是如此。既要求有丰富的营养，又要易于宝宝的肠胃消化吸收，同时还应考虑到蛋、奶、肉、蔬菜、谷类和水果6种食物的平衡搭配。只有早餐食物品种变得多样化了，其中包含的营养才丰富全面。所以，如果妈妈们能够把前面提到的6种食物完全地安排在宝宝的早餐中，那么"营养早餐"的称号便当之无愧了。

2 什么食物是早餐的首选

对于1岁以内开始添加辅食的宝宝来说，没有必要按照一日三餐的进食时间喂养宝宝。此时，宝宝的喂养还不必有早中晚餐的时间概念，只要保证宝宝每日供给的辅食中，添加乳类食物所占的比例较大即可。

当宝宝长到1岁时，辅食成为正常的一日三餐。因此，妈妈要逐渐培养宝宝吃早餐的好习惯了。早餐中涉及的品种除了宝宝必不可少的奶以外，还可以开始尝试一些固体食物，如小包子、饺子、馅饼或各种菜肉粥等。由于宝宝的胃肠功能还没有发育完全，所以食物烹调方式应以蒸、煮、炒为主，这样食物中的营养素流失较少，且利于宝宝肠道的消化吸收；煎、炸或腌制的食品应尽量避免宝宝食用或少食。

3 什么样的早餐要不得

切忌早餐吃得马马虎虎。有很多家长给宝宝提供的早餐只是牛奶配鸡蛋羹，认为这样就足够满足孩子的营养需求了。殊不知，除了丰富的蛋白质以外，宝宝在早上更需要充足的碳水化合物来提供能量。而早餐中的牛奶与蛋羹都是富含蛋白质的，缺少了含有碳水化合物的食物。宝宝在白天的活动量较大，需要的热能较多，所以早餐也就成了满足宝宝在上午所需热能的主要来源。而没有主食的早餐不能提供足够的碳水化合物，是不全面、不均衡的早餐。

 ## 午餐怎样吃饱最营养

除了午餐应占全日食物量的40%以外，妈妈们还要重视午餐中食物的搭配。

1 粗细搭配

现在的宝宝吃的基本都是精米精面，而很少接触粗粮杂粮。从口味上来说，精米精面要比粗粮可口；但从营养方面来说，粗粮杂粮的营养价值相对来说要更高一些。所以从均衡膳食的角度看，五谷搭配、粗细搭配很重要。

粗粮相比于精米精面，能够提供给宝宝更多所需的膳食纤维、维生素及矿物质。但父母应该注意，如果宝宝消瘦以及胃肠功能较弱，便不宜多食粗粮杂粮。因为粗杂粮会造成宝宝较强的饱腹感，又不像精米精面相对容易消化吸收，故过多食用会引起宝宝的胃肠不适、消化不良和体重增长缓慢。因此，粗粮对宝宝而言虽然重要，但父母要把握好喂养的"量"，适可而止。建议粗杂粮的供给量不要超过主食总量的20%，并且对于1岁以内的宝宝不建议食用。

2 荤素搭配

荤素搭配是指午餐中既要有荤菜又要有素菜，既要有动物性食物又要有植物性食物。妈妈在为孩子安排膳食时，为了避免遗漏某些食物种类，可以将食物进行简单的品种分类，以便于更好地为孩子提供营养的饮食。如主食包括米、面及各种杂粮；蔬菜包括根茎类（土豆、萝卜等）、叶类（白菜、菠菜等）、瓜类（冬瓜、丝瓜等）、豆类（豇豆、扁豆等），菌类等；动物性食物包括红肉（猪肉、牛肉、动物内脏等）及白肉（鸡、鸭、鱼虾及海产）。

为了保证孩子能够更好地从不同的食物中摄取到全面均衡的营养，这里建议家长每天为孩子安排2种以上的主食，6种以上的蔬菜水果以及2种以上的动物性食物。只有做到食物品种的多样搭配才能达到膳食的均衡。

为什么孩子的晚餐不能少

对于儿童来说，晚餐不仅不能吃得太少，而且不能过于简单，要吃饱吃好。但与此同时，父母也应该注意，不要给孩子的晚餐食谱中安排高脂类食物以及不易消化的食物，如过多的肉类、油炸食品等，而应该以富含淀粉、蛋白质、膳食纤维和维生素的食物为最佳，这样既有利于孩子肠胃的消化吸收、防止便秘，又能供给身体生长发育所需的营养物质和微量元素。

晚餐不可吃得过少，但同时又要避免摄入过高的热量。所以对于偏胖的宝宝，在晚餐食物品种的选择上要稍作限制，可适当搭配纤维素含量高、热量相对低的粗粮，多吃些富含蛋白质的食物及蔬菜水果，这样有利于控制宝宝的体重。

对于体型偏瘦的孩子，合理的晚餐是促进体格发育的重要途径，应以优质蛋白为主，包括鱼类、蛋类和豆制品，搭配较为精致的主食，对体重的增长大有帮助。

为孩子合理安排晚餐的进餐时间也是妈妈们不可忽视的重点，不可过早或过晚。很多宝宝有睡前喝奶的习惯，晚餐和奶之间要保持一定的时间间隔，一般为 3 小时以上。若晚餐与奶的间隔时间过短，会导致宝宝肠胃消化负担的加重，从而影响其睡眠质量。

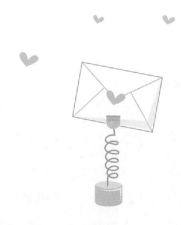

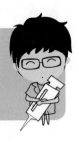

补充营养要适可而止

宝宝正处在生长发育的关键期，很多爸爸妈妈会担心宝宝的营养不够。面对铺天盖地的各类营养品、保健品的广告宣传，爸爸妈妈有时会很迷茫。补钙的、补铁的、补锌的，还有 DHA 和优质蛋白粉等，满满摆了一桌子，不知道该不该给宝宝补，该怎么补。

 ## 微量元素——钙、铁、锌

什么是微量元素呢？顾名思义，就是那些在我们体内含量微乎其微的元素。别看这些元素的含量甚少，却是宝宝身体健康不可或缺的，对宝宝的生长发育及许多脏器的生理功能都起着不可替代的重要作用。

因为微量元素重要，很多妈妈都曾经带宝宝到医院做过微量元素检查。通常微量元素检查包括钙、铁、锌、铜、镁，有时还会加上铅的检查。从大量检查报告的数据来看，较常见缺乏的微量元素是钙、铁、锌三种。但是，存在钙、铁、锌的缺乏就一定要吃各种营养补充剂吗？答案是否定的。

我们日常食用的各类食物都含有不同的微量元素，只要全面、均衡、科学地安排宝宝的膳食，是完全能够满足宝宝生长发育需求的。父母不需要刻意为宝宝买各种各样的营养保健品。即使化验检查中提示轻度的微量元素缺乏，但若没有引起典型的临床症状，只要在饮食中适当增加富含钙、铁、锌的食物的摄入，就能够补足缺口。各种营养补充剂毕竟是工业制品，很多产品为了让孩子喜欢，做成甜甜的草莓味、橙子味等，长期食用，导致孩子对甜味食品的眷恋，影响孩子的食欲和饮食习惯，反而对孩子造成伤害。所以保证宝宝每日全面、均衡和科学、适量的膳食，帮宝宝从小养成科学、正确的健康饮食观念，这才是解决宝宝微量元素缺乏的根本，而不是纠结于选用哪种补充剂效果更好。当然，如果化验检查显示宝宝缺乏某种营养素，同时伴有临床表现，家长们就应该咨询专业的保健医生，为孩子选择适当的、适量的营养补充剂。

下表是国家膳食指南中推荐的儿童每日膳食钙、铁、锌摄入量（毫克/日），供父母们参考。

年龄	0~6个月	7个月~1岁	1~4岁	4~7岁
钙	300	400	600	800
铁	0.3	10	12	12
锌	1.5	8	9	12

当然，妈妈不可能拿个计算器去计算宝宝每天摄入的微量元素够不够。有个非常简单的方法可以让宝宝轻松获取表上给出的微量元素的数量。妈妈在为宝宝安排每日膳食时只要做到：囊括6类食物品种（五谷、蔬菜、水果、鱼、肉、蛋、豆制品、奶品和油脂），摄入比例合理分配（五谷、蔬菜和水果为主，鱼、肉、蛋、豆制品和奶品适量，油、盐、糖等油脂类最少），同种食物轮换食用（例如五谷类粗粮与细粮的轮换，水产与禽畜的轮换，也可是深海水产与淡水水产的轮换，肉质与内脏的轮换），正确烹调留住营养（凉拌和蒸、煮、炖为宜，避免油炸，口味清淡）。

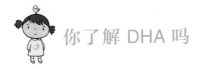

你了解 DHA 吗

1 什么是DHA

　　DHA 是二十二碳六烯酸的英文缩写，相比较于其"冗长"的中文名字，DHA 更为众多妈妈所熟知。DHA 是一种对人体非常重要的多元不饱和脂肪酸，属于 Omega-3 系列的脂肪酸。DHA 是人脑细胞的主要组成成分，对脑细胞的分裂、增殖、神经传导、突触的生长和发育起着极为重要的作用，人脑细胞脂质中 10%是 DHA。DHA 作为一种必需脂肪酸，其增强记忆与思维、提高智力等作用更为显著，对视觉、大脑活动、脂肪代谢、胎儿生长及免疫功能都有极大影响。DHA 缺乏时可引发一系列症状，包括生长发育迟缓、皮肤异常鳞屑、不育、智力障碍等。

2 DHA 的来源：从饮食中获取 DHA 已成为人们的共识

　　母乳：初乳中 DHA 的含量是十分丰富的。但母乳中 DHA 含量的高低还要取决于母亲自身的一日三餐的饮食结构。若母亲自身摄入的 DHA 较多，那么其乳汁中 DHA 的含量便较高。母乳所提供的 DHA 是婴儿最佳的 DHA 来源。

　　鱼类：深海鱼类，如鲔鱼、金枪鱼、三文鱼、鲱鱼、毛鳞鱼、鲑鱼、鳟鱼、鳕鱼、刀鱼、青鱼、沙丁鱼、鳗鱼等，海鱼海贝的脂肪中的 DHA 含量是陆地动植物脂肪的 2.5~100 倍。淡水鱼，如鲫鱼、黄鳝等，以及鱼卵。

　　干果类：如核桃、杏仁、花生、芝麻等。

3 怎样留住鱼中的 DHA

如果想通过吃鱼补充 DHA，那么最好食用应季的鱼。不同季节的鱼，其体内脂肪含量有很大变化，DHA 的含量也随季节有所变化。应季的鱼味道好，鱼肥肉厚，而且价格便宜，DHA 的含量也丰富。

父母往往喜欢为孩子选购天然鱼，认为天然鱼的营养价值要高于养殖鱼。但从 DHA 的含量来说，养殖鱼不一定比天然鱼低，因为养殖鱼较肥，脂肪含量高，DHA 的含量可能会相对较高。不过，这也与鱼的品种有关。

不同的烹调方法会影响对鱼体内不饱和脂肪酸的利用率。蒸鱼的时候，不饱和脂肪酸的损失较少，会保留住多于 90% 的 DHA 含量。但是如果烤鱼或是炖鱼，温度的升高或时间的延长会使鱼的脂肪溶化并流失，且不饱和脂肪酸有可能部分氧化而失去其保健功效，使 DHA 的含量与烹饪前相比减少 20% 甚至更多。炸鱼时 DHA 的损失会更大些，只能剩下 50%~60%。

想要 100% 地摄取 DHA 的方法首选是生食，其次是蒸、炖、烤，但是没有必要非得生吃鱼不可（毕竟生食不适用于宝宝，容易有寄生虫或细菌污染的隐患），或者绝对不能炸着吃。DHA 在体内非常容易被吸收，摄入量的 60%~80% 都可在肠道内被吸收，有点损失不必太在意。如果选择煎炸的烹调方式，建议不要让油温过高，以尽可能减少 DHA 的损失以及煎炸对健康的其他不利影响。

蛋白粉有必要给宝宝吃吗

"蛋白粉"从名字上就不难知道是补充优质蛋白质的。那么，蛋白质是什么呢？宝宝用蛋白质来做什么呢？

蛋白质是一切生命活动的重要物质基础，是组成一切细胞和组织结构的基本材料。婴幼儿处于生长发育阶段，蛋白质不仅用于补充日常代谢的损失，而且用以供给生长发育中不断增加新组织的需要。因此，婴幼儿对蛋白质每千克体重的需求量要远远高于成年人。

蛋白质可以维持宝宝身体组织的生长、更新和修补，是器官和组织的细胞不断更新的原料，可调节生理功能，增强人体对疾病的抵抗能力，提供热能和人体必需的氨基酸。正因蛋白质在宝宝生长发育阶段起着重要作用，很多爸爸妈妈为了让宝宝能够健康强壮，除了每日正常膳食摄入的蛋白质外，还会购买些优质蛋白保健品如蛋白粉，为宝宝补充优质蛋白。

可蛋白质真的是越多越好吗？宝宝到底需要多少蛋白质呢？

1 全面合理安排膳食，不必担心宝宝蛋白质缺乏

儿童每日膳食蛋白质推荐摄入量

年龄	1 岁	2 岁	3 岁	4 岁	5 岁以上
蛋白质（克）	35	40	45	50	55

细心的妈妈会注意到，上表中缺少了 1 岁以内宝宝每日膳食蛋白质的推荐摄入量。这是因为，1 岁以内宝宝蛋白质的推荐量是以宝宝每千克体重为单位计算的，而 1 岁以后，就可以不考虑体重的因素了。1 岁以内宝宝每千克体重推荐摄入 1.5 克~3 克

蛋白质。例如，4个月大体重为6千克的宝宝，每天推荐摄入蛋白质的量是6×1.5克~6×3克，即9克~18克。只要宝宝保证每日摄取足量的奶量和均衡的辅食，9克~18克蛋白质的日推荐量是很容易达到的。

当然，不同年龄的孩子对于蛋白质的需求量不尽相同，即使是处于同一年龄段的宝宝，由于体重和个体的差异化，其对蛋白质的需求量也有所差别。妈妈们不用拿着小天平和计算器计算宝宝每天蛋白质的摄入量，只要全面、均衡地安排每日膳食，便可轻松达到蛋白质的推荐摄入量，不必额外补充。

 蛋白质过多也是负担

如果宝宝在膳食中已经摄入了足量的蛋白质，同时又长期额外补充蛋白粉的话，宝宝很可能会出现因蛋白质过剩而产生的不良反应。儿童，特别是婴儿由于消化系统和肝脏功能尚未发育成熟，难以负担未消化蛋白质在肠道内被细菌分解所产生的毒素及有害物质的解毒工作，而继发肝功能障碍；并由于宝宝肾脏功能发育的不完善，不足以承受大量蛋白质分解后产生的含氮物质从肾脏排出，而继发肾功能衰减；过多蛋白质的摄入会促使钙的排出，造成钙被动流失；同时，蛋白质的过量摄入常常伴有高能量的摄入，并由此发展成小儿营养性单纯性肥胖症。

宝宝缺乏维生素 D 不容忽视

维生素 D，是一种脂溶性维生素。维生素 D 的主要生理作用是调节体内钙、磷代谢，促进牙齿、骨骼的生长发育。儿童缺乏维生素 D 会引起佝偻病。

小儿佝偻病在早期常见症状为夜惊、睡眠不安、多汗、易烦躁等，病情严重者会出现肌张力降低，关节松懈，腹部膨大，其生长发育也受影响。

骨骼的改变是佝偻病的主要表现。在早期，只是出现头部颅骨软化，7~8 个月后出现方颅，并且囟门关闭晚；胸部可见肋串珠，鸡胸或漏斗胸；腕部和踝部骨骼粗大，形成手镯、脚镯样变化。另外，由于骨质软化，可出现膝内翻（"O"形）或膝外翻（"X"形)，即俗称的"罗圈腿"。

除此之外，维生素 D 还与免疫、神经、生殖、内分泌、上皮及毛发生长等多种系统疾病的发生有关。

引起维生素 D 缺乏的因素有：

（1）维生素 D 摄入少。即使是婴儿的最好食品——母乳，也远远不能满足孩子对维生素 D 的需要；

（2）阳光照射不足；

（3）胃肠吸收障碍，如慢性腹泻、消化不良、肝胆疾患等；

（4）肾脏不能将维生素 D 转换成活性形式。

获取维生素 D 主要有以下途径：

（1）晒太阳。人体所需的维生素 D90%以上都是日光照射后经皮肤合成。母乳喂养的婴儿如果在有效的阳光照射下，每天暴露面部和四肢2小时以上，就能够维持婴儿血维生素 D 浓度在正常值范围。但要注意，不要在阳光过于强烈的正午晒太阳，不要让阳光直射孩子的眼睛。

（2）从食物中获取。含维生素 D 丰富的食物包括：动物肝脏、蛋黄、瘦肉、脱脂牛奶、鱼肝油、乳酪、坚果和海产品等。在日照不足的情况下，从食物中补充维生素 D 显得尤为重要。

（3）补充维生素 D 制剂。维生素 D 是一种脂溶性维生素，如过量进入体内不易排出，易引起中毒，因此必须在医生指导下应用。家长要特别注意剂量、疗程、间隔时间，避免过量中毒。

基于上述原因，家长应该注意对儿童的维生素 D 进行定期监测，以确保儿童在生长过程中不会因为维生素 D 的缺乏而造成发育不良，也不会因为过量的补充维生素 D 而引起维生素 D 中毒。

下列情况，要特别关注孩子体内的维生素 D 含量：

（1）2 岁以下；

（2）冬春季节；

（3）生长速度快；

（4）早产或低体重儿；

（5）慢性腹泻、消化不良、肝胆疾患等。

贴心小纸条

维生素 D 的缺乏造成儿童体内钙的吸收、利用严重下降。儿童普遍补钙、又普遍缺钙的根本原因是缺乏维生素 D。即使家长积极给孩子补钙，或大量饮奶，也不会起到作用。因为孩子只是"吃"进不少钙，这些钙并不能被身体吸收和利用，大部分通过尿液和粪便排出体外。因此，由于维生素 D 缺乏而引起缺钙的孩子，需要在补钙的同时补充维生素 D。

由于许多孕妇本身存在维生素 D 缺乏，这就引起母乳中维生素 D 不足，从而影响到胎儿和新生儿的维生素 D 摄取。专家建议，孕妇应在妊娠最后 3 个月适当补充维生素 D。

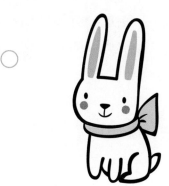

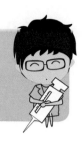

酸奶、牛奶、乳酸饮料，你选对了吗

宝宝多大开始喝酸奶

如果孩子对牛奶蛋白不过敏，那么 10 个月左右就可以尝试喝酸奶了，1 岁以后可以正式添加。因为孩子 1 岁以前胃肠道免疫功能还不太完善，易出现腹泻等不适症状。1 岁以后，孩子的胃肠功能就相对完善了，这时开始喝酸奶比较安全。

如果孩子对牛奶蛋白过敏，建议在 1 岁甚至 2 岁以后再开始尝试喝酸奶。最初给孩子添加酸奶时可以从一点点开始，观察 2~3 天，看孩子有没有过敏反应。如果有，就推迟添加酸奶的时间；如果没有，就可以逐渐正常添加了。

饮用酸奶最佳时间

饭后 2 小时。空腹时不适合喝酸奶。因为空腹时，胃里的胃酸较多，pH 值在 2 左右，而适合乳酸菌存活的 pH 值为 5 以上，酸性太强会把乳酸菌杀死。

给酸奶加热的最佳方式是什么

在40℃～50℃的温水里加热。每隔半分钟把酸奶拿出来摇晃一下，使杯里的酸奶受热均匀。直到感觉酸奶的温度和体温比较相近时，就可以给孩子喝了。

给酸奶加热时，放在开水里烫、暖气上烤或用微波炉加热都是不可取的。因为这样会破坏酸奶里的乳酸菌与一些维生素成分，使得酸奶的营养价值大打折扣。

酸奶 PK 牛奶

酸奶是由优质的牛奶经过乳酸菌发酵而成的，本质上属于牛奶的范畴。但是酸奶中的蛋白质和脂肪相对牛奶更容易被消化吸收。酸奶中含有的对人体有益的乳酸菌，可以增加人体对维生素的摄入，增强人体的抵抗能力。

过敏体质的孩子适合喝什么样的酸奶

可能有的孩子会对酸奶中的食物添加剂（如食用色素）过敏，所以建议父母尽量给过敏体质的孩子喝原味酸奶。

酸奶 PK 乳酸菌饮品

1 营养价值的区别

首先，乳酸菌饮品的营养成分不及酸奶。酸奶是牛奶经过乳酸菌发酵而成的。在牛奶发酵的过程中，乳酸菌分解了牛奶中的蛋白质和乳糖，这样不但特别易于消化吸收，而且还能有效地抑制肠道内有害细菌的繁殖，有助于儿童消化系统的发育和免疫力的增强。此外，酸奶中的胆碱，还能起到降低胆固醇的作用。而乳酸菌饮品，也就是乳酸饮料，只是一种含奶饮料，而非牛奶，并且由于添加了大量的水、糖和果汁，营养远不及酸奶。

其次，乳酸菌含量有很大差别。活性乳酸菌是酸奶区别于乳酸菌饮品的主要成分，它"负责"分解出对人体有益的物质，具有促进营养的吸收、调节胃肠道功能等多种保健作用。但一般的乳酸菌饮品却只含有乳酸，而不含有这种能发酵的活性乳酸菌。虽然少数乳酸菌饮品中也含有活性乳酸菌，但含量却非常少。

2 购买时如何区分

首先，看蛋白质含量。这是分辨酸奶和乳酸菌饮品最主要的分界线，如果包装上的营养成分表中标着蛋白质含量≥1克，就是饮料；蛋白质含量≥2.9克才是酸奶。

其次，看是否有水。配料表上注明含"水"的就是乳酸菌饮品，酸奶是不含水的。

最后，看名称。看看包装上是否标有"饮料"字样。

果味酸奶和原味酸奶哪个更营养?

　　果味酸奶与原味酸奶的营养成分并没有太大区别。但是，由于果味酸奶在制作过程中可能会加入一些食用香精，因此，原味酸奶相对于果味酸奶更适合孩子。

　　如果孩子不喜欢喝原味酸奶，喝果味酸奶也是可以的。你也可以在家自制果味酸奶，把新鲜的水果切碎与原味酸奶搅拌即可。

 孩子每天喝多少酸奶比较合适?

　　3岁以下的孩子，一天饮用200毫升左右即可。因为酸奶在胃肠道内的消化时间相对较长，过多饮用酸奶，容易让孩子有饱腹感，影响其他食物的摄入量。

　　可能有的孩子会对酸奶中的食物添加剂（如食用色素）过敏，所以建议父母尽量给过敏体质的孩子喝原味酸奶。

 酸奶与牛奶哪个补钙效果更好?

　　实际上酸奶与牛奶中的钙在含量和比例上没有太大的区别，但是由于酸奶中的乳酸可以有效增加钙、磷的溶解度和利用度，因此，酸奶中的钙更容易吸收。

给宝宝喝水，你做对了吗

水是每个人不可缺少的，在给宝宝喝水这件事情上，你的做法是否正确呢？ 马上通过下面几道判断题测试一下吧！

父母自检手册：判断正误

纯母乳喂养的宝宝通常不需要额外补水。 （　　）

如果宝宝水量足够的话，尿液应该是无色透明或者浅黄色的。 （　　）

不要等到宝宝口渴了再给他喝水。 （　　）

宝宝出汗多时，应该一次性给宝宝补充足够水分。 （　　）

矿泉水中含有很多矿物质和微量元素，符合宝宝生长发育的营养需求，可以作为宝宝的日常饮水每天饮用。 （　　）

问题详解

 纯母乳喂养的宝宝通常不需要额外补水。

从理论上来说，纯母乳喂养是指 6 个月内宝宝除母乳外，不得接受任何其他食物、饮料，甚至不喂水。 如果需要，可以给其服用滴剂或糖浆（维生素、矿物质和药物）后喝少量水。 因为母乳中 80% 都是水分。 如果母亲的乳汁很充足，宝宝也可以吃到足够奶量的话，就没必要给他补水。

所谓足够的奶量，在实际生活中，并不是依据科学数据按毫升供给，而是按照宝宝的自身需求，当宝宝停止吮奶时，便说明给养的奶量足够。

贴心小纸条

对于纯母乳喂养的宝宝，所说的不需要喂水，并不意味着不可以喂水。一般来讲，北方气候比较干燥，适当地给宝宝喂少量水是可以的，但在南方，一般就没有喂水的必要了。另外，适当地给宝宝喂一些水还有助于清除宝宝牙齿上附着的奶渍。

如果宝宝水量足够的话，尿液应该是无色透明或者浅黄色的。

通过观察宝宝的尿液，妈妈可以对宝宝的饮水量是否足够进行大致的判断。

尿次：一般来讲，3 岁以下的宝宝每天尿 6~8 次是比较合适的。

尿量：父母平时需要对宝宝的尿量进行观察，如果某段时间的尿量突然减少，需要引起注意。

尿色：饮水量足够的情况下，宝宝的尿液应该为无色透明，或为浅黄色。

尿味：如果宝宝的尿液气味很重，需要考虑是否缺水或某些食物性质引起的。

 不要等到宝宝口渴了再给他喝水。

我们通常都会以"口渴与否"作为是否需要喝水的标准。实际上，这种做法是不科学的。只有细胞已经开始脱水，并达到一定程度时，才会通过神经系统传递到大脑，这时，中枢神经才下达"饮水令"。因此，口渴表示人体水分已经失去平衡，这时候再补充水分已经晚了。所以，对于大一点儿的孩子，要培养他主动喝水的习惯。而小一点的婴儿，可以每隔一段时间就给他喝点儿水，具体的间隔时间可以根据季节、气温以及宝宝的身体状态灵活掌握。

 宝宝出汗多时，应该一次性给宝宝补充足够水分。

宝宝出汗多的时候，应该适当增加饮水的次数，做到少量、多次、匀速地补充，而不只是关注一次给宝宝多灌进多少水量。

我们将一次饮水量过多称为"牛饮"。这种饮水方式会使胃容量急剧扩大，远远超过胃肠道的传送和吸收能力，徒然增加器官负荷，影响消化功能，起不到补充水分的作用。

宝宝出汗量明显增多，也会造成电解质（主要是氯化钠和钾）大量丢失。这时，对于1岁以上的宝宝，可以在白开水中加少量的食盐加以弥补。

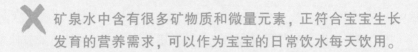 矿泉水中含有很多矿物质和微量元素，正符合宝宝生长发育的营养需求，可以作为宝宝的日常饮水每天饮用。

有研究显示，绝大多数矿泉水并不适合作为宝宝的日常饮用水。按照水从低浓度向高浓度渗透的原理，饮水时，体液的浓度高于饮用水，形成势能差，水分就可以通过细胞膜自然被细胞所吸收。但是，矿泉水中含有较多的矿物质，水的浓度较高，势能差减小甚至逆转，从而影响水分的吸收。

对于宝宝来说，消化系统发育尚不完全，矿泉水中矿物质含量过高，长期饮用会增加他们的肾脏负担。另外，矿泉水中的元素含量大多是针对成人标准来设计的，其含量和比例并不适合小宝宝。因此，可以给宝宝适当喝些矿泉水，但不宜作为日常饮用水长期饮用。

1 碳酸饮料最好一口不喝

碳酸饮料不利于宝宝的生长发育。

首先，它含糖量很高，容易导致宝宝超重或肥胖，同时，在糖的代谢过程中，还会将很多原本是用来满足宝宝生长发育需要的维生素和微量元素消耗掉；其次，它所含有的碳酸会对宝宝牙齿的釉质起到腐蚀作用，容易出现龋齿；最后，碳酸饮料中含有很多添加剂，这些添加剂从长远上看，到底对一个幼小的身体会造成什么样的伤害，我们并不清楚，但是为了避免这种伤害，最好一口都不要喝。

2 葡萄糖水不要作为日常饮料

有些父母喜欢每天给宝宝冲葡萄糖水作为日常饮料，这种方法不可取。因为经常饮用葡萄糖水，会使血糖升高，影响宝宝食欲，反而容易造成营养不良。

3 纯净水可以喝，但不能经常喝

经过二次加工的纯净水不适合儿童的消化系统。因为纯净水的矿物质含量过低，会造成细胞内外的浓度差过大，导致吸收障碍。此外，纯净水在滤掉一些有毒物质的同时，也把宝宝生长发育所需的矿物质和微量元素过滤掉了。长期饮用纯净水，有可能造成矿物质和微量元素缺失。

4 鲜榨果汁可以喝，但不要超过每天饮水量的 1/5

鲜榨果汁所含的营养素非常丰富，比如维生素 C、B 族维生素，以及铁、锌、钙等。不过，6 个月以内的宝宝不宜添加果汁；在辅食添加阶段，鲜榨果汁要兑 3 倍的水后再给宝宝饮用，而且，每次的量不要太多。对于 1 岁以后的宝宝，每天的饮用量不要超过饮水量的 1/5。

5 白开水：宝宝最好的饮料

煮沸后自然冷却的白开水具有促进新陈代谢、输送营养、清洁内脏、利尿通便、增强机体免疫力等作用。在煮沸的过程中，还杀死了致病菌，保留了钙、镁等对人体有益的矿物质和微量元素。同时，它和体内生物细胞中的水分子有较大的亲和力，容易透过细胞膜进入细胞内。所以，白开水是宝宝的最佳选择。

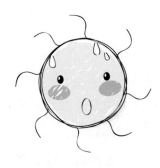

助宝宝养成饮食好习惯

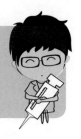

当全家人一起进餐时，宝宝能从全家人的谈话、动作中学到如何与人交流，同时，大人们的饮食习惯也会对宝宝产生潜移默化的影响，宝宝可以从家庭就餐的环境中慢慢学习咀嚼与饮食习惯。

宝宝吃的饭比大人的精细一些，需要单独制作，所以，很多家庭都会让宝宝先吃，或者单独开个小饭桌，觉得这样宝宝吃得会更好，对宝宝的照顾也更细致。但如果让宝宝从小养成与家人一起就餐的习惯，会对宝宝日后的心智发育更有利。

饮食好习惯，全家总动员

对于1岁多、刚刚开始学习吃饭的宝宝来说，在餐桌旁与家人一起进餐也是一个学习的过程。通过观察家长的饮食举动，以及自己不断地模仿与实践来掌握技巧，这部分宝宝要比独自进餐的宝宝更容易，也更快地学会自己就餐。

1 设立专座

为1岁以上的宝宝在餐桌边设立一个专座，这通过儿童安全餐椅即可实现。餐椅可以将宝宝约束在餐桌旁，防止他到处乱跑，也可以缩小宝宝玩饭的脏乱"战场"。这是养成良好进餐习惯的基础。

2 全家人一起用餐

全家人在一起吃饭，会吃得相对健康。因为，每个人得到的饮食分量都是相对有限的，而且也不能随心所欲地决定吃饭的时间，这样既可避免吃饭时间过长，还对饭量有所控制，不知不觉就让宝宝吃多了。

3 自己动手丰衣足食

全家人一起用餐的时候，可以让宝宝自己决定吃多少，宝宝会拿取合适的分量。如果家长把过量的食物放进他的碗中的时候，会导致宝宝进食过多，或者养成剩饭的坏习惯。

4 选购宝宝专用餐具

给宝宝购买专用餐具，要不怕摔、小巧、安全、方便使用，同时最好还要色彩鲜艳、造型别致，有漂亮的卡通图案。这样的餐具可以带给宝宝好心情，并能激发食欲。

5 愉快的就餐氛围

全家人在餐桌上要创造一个愉悦的就餐氛围，比如不在餐桌上大声喧哗，不挑食，不对食物本身做任何偏激的评价。再有，要将宝宝像大人一样看待，有的时候，可以通过语言、身体、目光与宝宝进行交流。大一些的宝宝，可以更多地参与到就餐的活动中，比如让宝宝帮大人传递餐具等，这些都可以对宝宝日后的社会行为产生潜移默化的影响。

常见饮食习惯4误区

1 边吃边玩

常常看到妈妈喂宝宝吃饭时，让宝宝坐在小椅子里，手里玩着玩具，或专注地看着电视。作为妈妈来说，这种喂食办法最省事，宝宝不会伸手抓饭碗，吃饭过程会很顺利，甚至还会多吃些。

专家点评

就餐的同时也是训练宝宝注意力集中的过程。只有在单纯、安静的环境里就餐，宝宝才能将注意力集中在进食和与喂养人的交流上。电视和玩具会将宝宝的注意力转移，降低宝宝对于食物的味觉敏感性和对饥饱的感知力，混淆吃饭、玩玩具和看电视的行为认识。时间长了，会使宝宝养成边吃边玩的坏习惯。

正确做法

- 给宝宝喂饭时不要开着电视。
- 不要在宝宝的餐桌上摆放玩具。
- 对于大点儿的宝宝可以规定就餐时限及奖惩办法。
- 要求宝宝吃饭专心的同时，同桌就餐的其他人也要做到专心吃饭。

2 喂饭宝宝会吃得更干净

有的宝宝10个月开始就喜欢自己拿着勺子"吃"东西，有些妈妈会觉得："要是让宝宝自己吃，弄得满头满脸满地都是，多烦呀，还不如大人喂干净、省事呢！"

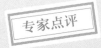

宝宝长到10个月以后，手指活动能力和手眼协调能力在逐渐增强，开始有了自己进食的强烈愿望，这个时期是宝宝开始学习自己吃饭的最佳阶段。宝宝自己吃不仅可以增强他们对进食的兴趣，而且更能锻炼手指小肌肉群的发育和手眼协调能力，同时还能增强宝宝的自信心。宝宝自己进食，是对人格独立的向往，应给予积极鼓励。

● 如果担心宝宝自己吃会弄得很脏，可以准备一个就餐的专区，在餐椅下铺上塑料布或报纸，给宝宝戴上围嘴等。

● 要用鼓励的目光和语言帮助宝宝，不要特别在意宝宝仍会用手直接抓食物，学习用勺子吃饭还需要一定的时间去练习。

3 吃饭磨蹭没关系

宝宝的动作因为不协调，本来就有点儿慢，有着他们自己的节奏。比起大人，宝宝的动作可以说慢得跟蜗牛一样，妈妈总认为这是自然发育的结果，大一些就好了。

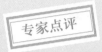

宝宝吃饭磨蹭的原因有很多。一般来讲，1~2岁的小宝宝骨骼、肌肉、神经系统发育尚不完全，手眼脑的协调尚未完善，自己吃饭还处于尝试、学习阶段，不够熟练是正常的。随着宝宝年龄的增长和家长不断地训练，情况会有所改变。

有些宝宝在早期喂食中，接触了太多过于精细软烂的食物，咀嚼吞咽能力比较差，造成以后吃饭时间长。当然，还有些宝宝是因为挑食，或者家长照顾过度，注意力不集中，不会"吃饭"。

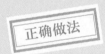

● 要耐心、适度、适时地进行早期潜能开发，训练宝宝懂得按时就餐，不磨蹭的好习惯，帮助宝宝发展。

● 改进食物烹调方法，改善宝宝的咀嚼能力。

● 对于习惯不好的宝宝要及时纠正，在纠正的过程中要讲究方法，不要一味催促，甚至吓唬谩骂，可以用适度奖惩的方法帮助他改进。

4 比赛吃饭速度谁更快有利于宝宝养成好习惯

有些妈妈总在餐桌旁不停地催促宝宝："快点儿吃！ 看看咱俩谁吃得更快！"

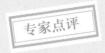

专家点评

食物消化有个完整的链条，首先要进入口腔，然后经过牙齿咀嚼，将食物切碎，通过唾液搅拌后再到胃里面，胃里的酶、酸等物质再把食物打散，这样才利于吸收。 如果进食过快没有充分咀嚼，直接进到胃里将会增加胃的负担，易患胃病，也容易吃得多，导致饮食过量，造成肥胖，或者导致营养不良。

正确做法

● 一日三餐是宝宝吸收营养的最重要途径，进餐时间最好能保证在 20~30 分钟。

● 吃饭后最好不要马上进行剧烈运动，为此，妈妈应该安排好宝宝的作息时间。

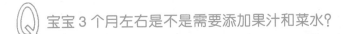

Q 宝宝 3 个月左右是不是需要添加果汁和菜水?

A 　　母乳喂养的宝宝原本大便就容易偏稀,菜水和果汁会加重这种状况,因此对他来说并不需要添加。 人工喂养的宝宝如果出现大便干燥的现象,可适当添加果汁或菜水,但仍需注意不要一次添加过多或添加过于频繁。 因为对于胃肠功能尚不完善的宝宝来说,过量的果汁和菜水摄入,容易导致宝宝胃肠功能紊乱,出现消化不良、腹泻等症状。

　　另外,对于果汁的添加,妈妈更应该谨慎。 果汁含糖量相对较高,大量饮用容易导致宝宝肥胖的发生。 同时,果汁口味过于香甜,对宝宝健康口味的培养也有不利的影响,因此,不建议给不足 6 个月的宝宝添加果汁或菜水。

Q 都说吃鱼的宝宝最聪明,可以每餐都给宝宝做鱼吃吗?

A 　　鱼类脂肪含量较低,并富含蛋白质、钙、磷、钾、铜等微量元素,的确很有营养。 经常给宝宝吃些鱼类的确对宝宝保持营养均衡很有帮助。 但是,任何一种食物,即使再有营养,一旦过量食用也会对身体造成不利影响。 鱼体(特别是深海鱼)中容易蓄积汞等重金属,过量食用容易导致宝宝体内重金属含量超标,影响宝宝生长发育。 同时,单一、大量进食一种食物,必然导致宝宝其他食物摄入不足,出现营养不均衡的情况。 大量食用鱼类影响了肉类的摄入,会导致宝宝出现缺铁等相关问题。

我家宝宝 1 岁了, 是否可以吃大人饭了呢?

 宝宝和父母同桌进餐可以从很小的时候就开始, 这有助于融洽亲子关系, 让宝宝感受到平等和尊重。 但是让宝宝和父母食用同样食材和用同样烹调方式制作出的饭菜却需要至少等到宝宝 3 岁大的时候。 因为成人饭菜中油、盐、糖的用量都相对较高, 对于 3 岁以下的小宝宝而言, 会加重消化系统和肾脏的负担, 也不利于健康口味的形成。 过早食用成人饭菜可能会因为消化不良而造成宝宝过瘦, 或因为过度饮食而导致宝宝过胖。

妈妈可以用"一菜两做"的方法: 比如妈妈在做西红柿炒蛋的时候, 可先炒出一小部分少盐和软烂的给宝宝, 然后再按照大人的口味炒出剩余的部分。 将两部分合装在一个盘子中, 但要注意将适合宝宝吃的那一部分朝向宝宝的座位。 这样就可以放心地让宝宝和父母同桌进餐了。

 3 岁左右的宝宝是喝新鲜牛奶好还是配方奶好?

 3 岁以上的宝宝已经可以喝新鲜牛奶了。 妈妈为宝宝选择新鲜牛奶还是配方奶, 可根据宝宝的具体情况进行选择。 如果宝宝身高、体重都在该年龄段的正常水平, 没有肥胖等问题, 妈妈可根据宝宝的喜好为宝宝任意选择新鲜牛奶或配方奶。 但对于身高、体重增长情况并不理想的宝宝, 因为配方奶比起牛奶营养配比更均衡合理, 则配方奶无疑是更优的选择。 而如果宝宝已经出现营养过剩或超重等现象, 则最好为宝宝选择新鲜的脱脂牛奶。

土鸡蛋比普通鸡蛋更适合宝宝食用吗？

 单就营养价值而言，土鸡蛋的确比普通鸡蛋更具优势。但是，随着现代农业的发展，大量农药在农作物种植过程中的使用，使得土鸡蛋中农药含量也有所增加。因为农家散养的土鸡，通常以田间地头的虫子为食，而虫子在食用了喷洒过农药的农作物后，体内会蓄积或残留一部分农药成分，当土鸡食用了体内含有农药的虫子时，自身的农药含量也就相应增高了。农药中通常含有一些激素类物质，宝宝食用了含有农药成分的土鸡蛋，对身体健康会产生不利的影响。目前，男宝宝因为长期大量食用雌激素含量较高的土鸡蛋而导致出现女性第二性征的病例在临床上并不少见。因此，妈妈在为宝宝购买土鸡蛋时，要考察一下产蛋地区的生态状况，不要盲目地认为，只要是土鸡蛋就比普通鸡蛋更适合宝宝食用。

宝宝拒绝吃的食物	可以替代的食物
胡萝卜	深色的绿叶蔬菜或红黄色水果蔬菜，比如西红柿、南瓜、木瓜、杧果、柑橘等
肉类	鸡蛋、鱼虾、奶类、豆类食物
豆腐	豆浆、豆花、豆沙或豆粥等
牛奶（不是牛乳蛋白过敏或乳糖不耐受，仅是不喜欢牛奶的味道）	酸奶、奶酪或奶昔等
水果	水果沙拉、水果粥、水果饭

不吃某种食物没关系

尽管挑食的确是一种不太好的饮食习惯，但如果宝宝就是不喜欢吃某种食物，妈妈也不必强迫宝宝。一种食物摄入不足，一般是不会对整体的营养均衡造成多大影响的。何况，我们完全可以变换烹调方式以促进宝宝的食欲，或寻找一些宝宝爱吃的食物作为替代品，以弥补缺失的营养。

★ 产宝宝的视力发育过程

★ 如何知道宝宝视力发育是否正常

★ 锻炼视力的亲子游戏

★ 把握好宝宝的视力发育关键期

★ 呵护视力早开始，拒绝"小眼镜"

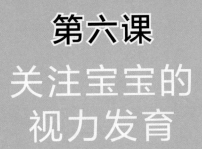

第六课

关注宝宝的视力发育

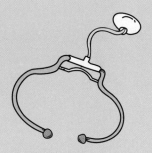

宝宝的视力发育过程

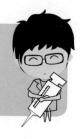

出生后第 1 天——新生儿眼睛常闭合，有时一睁一闭，眼球运动没有目的，强光刺激可引起闭眼。

出生后 2 周——对来自半米远的向自身移动的光线（如手电筒），做出两眼同时内转的动作。

2 个月——宝宝的两眼能够追随成人的手，并做长时间的注视。

3 个月——双眼可以同时追随在自己眼前 1 米以内移动的物体。

4 个月——宝宝的头部已能抬起，会常常看自己的手；可以分辨色彩鲜艳的玩具。

6 个月——能够坐起，当宝宝的头与眼睛随着移动的物体做较大转动时，身体也能随之转动。

12 个月——多数会抚弄玩具，能注视近物；可按妈妈的指令指出鼻子、眼睛或头发。

2~3 岁——单只眼睛的视力大约为 0.5~0.6。

4~5 岁——视力大约为 1.0，各种眼部生理反射已形成并趋于稳固。

6~7 岁——进入成年人视觉状态，视力发育基本结束。

如何知道宝宝视力发育是否正常

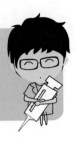

第1阶段：客观观察法，适用于0~2岁的宝宝

2岁以内用客观观察法，检查口诀为：1月怕来2月动（"怕"即为怕光，"动"是指宝宝能够随大人的活动转动眼球）；4月摸看带色物；6月近物能抓住；8月存在跟随目（即大人手指到哪儿，宝宝眼光看到哪，并固视不动）；1岁准确指鼻孔；2岁走路避开物。

第2阶段：手式、动物式形象检查法，适用于3~4岁的宝宝

对于3~4岁的宝宝，其表达能力还不是十分完善，多数分不清上下左右。此时，可用手式、动物式形象视力表来检查宝宝视力。

第3阶段：E字视力表检查，适用于5岁及以上的宝宝

对于5岁及以上的宝宝，在检查视力时，便可使用与成人相同的E字视力表来进行检查。

我国儿童不同年龄段正常视力参考标准：

年龄	2岁	3岁	4岁	5岁	6岁
视力情况	0.4~0.5	0.5~0.6	0.7~0.8	0.8~1.0	达到1.0或以上

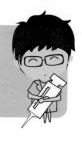

锻炼视力的亲子游戏

视觉游戏不仅对宝宝的视力有好处，还能开发宝宝的智力。宝宝看到并懂得的东西越多，就会越聪明。妈妈要多给宝宝色彩鲜艳的图片或玩具，还要经常拿着玩具在宝宝面前移动，逗引宝宝的目光追随目标。

 ## 感情交流游戏

让宝宝躺在床上，妈妈可以把脸忽而凑近、忽而离开、忽而又出现，让宝宝去寻找。当宝宝熟悉这样忽远忽近的移动后，妈妈抓着宝宝的小手，让他摸摸妈妈的脸。在宝宝眼前慢慢晃动自己的食指，以吸引宝宝的注意力，当吸引了宝宝注意力的时候，向左晃动食指，可以看到宝宝的目光也随之移动，再向右晃动，训练宝宝目光的跟随运动。

 ## 眼球灵活性游戏

4 个月以上的宝宝，可以识别颜色并且可以双眼同时看东西。妈妈拿一些色彩鲜艳的玩具，放在距宝宝 60 厘米~70 厘米的地方，让宝宝看见并对玩具产生兴趣。然后妈妈水平、垂直移动玩具，也可摇晃玩具或使玩具做圆圈形转动，让宝宝的目光随玩具移动、摇晃或转动。

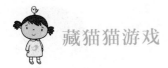 藏猫猫游戏

　　爸爸妈妈可以把宝宝喜欢的玩具拿在手里或藏在身后，引导宝宝寻找玩具，培养宝宝识别能力和空间定位能力。此外，可以把皮球或线团等在床上、地上来回滚动，让宝宝跟随寻找，锻炼宝宝眼睛对于远近的立体感觉。

　　家长还可以多用色彩鲜艳的图片培养宝宝的视分辨和视选择能力。

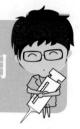

把握好宝宝的视力发育关键期

我们的感觉系统进入大脑的 **90%** 信息量都是通过视觉获得的，而视觉发育好的孩子，每天摄入大脑的信息更多、更清晰、更准确。所以，家长要把握好宝宝的视觉发育关键期。

 ## 宝宝床头的玩具要挂对位置

很多妈妈喜欢在小宝宝的床栏中间系一根绳，上面悬挂一些可爱的小玩具，但这样并不利于宝宝的视力发育。因为宝宝多是远视眼，如果把玩具放得特别近，宝宝则需要使劲调节眼睛才能看得见，而这样时间久了，宝宝的眼睛便会较长时间地向中间旋转，就有可能发展成内斜视。正确的方法是把玩具悬挂在围栏的周围，并经常更换玩具的位置和方向。另外，用玩具逗宝宝，也不要把玩具放在离眼睛太近的地方。

 ## 不要长期固定一个位置喂奶

妈妈在喂奶时，最好不要长期躺着或只保持同一个姿势给宝宝喂奶。因为宝宝往往窥视固定的灯光，若长期固定一个位置喂奶的话，容易造成宝宝斜视。

在宝宝睡眠时或抱着宝宝外出时，不要随意遮盖他的眼睛

有的妈妈喜欢在宝宝睡眠时或抱着宝宝外出时，用纱巾、毛巾等遮盖宝宝的眼睛，这可不是好习惯。因为婴儿期是视觉发育最敏感的时期，如果有一只眼睛被长时间遮挡，就有可能造成被遮盖眼永久性的视力异常，也就是医生所说的"形觉剥夺性弱视"。因此，一定不要随意用物品遮盖宝宝的眼睛。抱宝宝外出时，如果阳光太强，可以临时用纱巾遮盖一下，以避免强光刺激宝宝的眼睛。

预防和避免各种眼外伤

千万不要给宝宝拿刀、剪、针、锥、弓箭、铅笔、筷子等尖锐物体，以免宝宝走路不稳摔倒而让锐器刺伤眼球。另外，在节假日里，不要让孩子自行燃放鞭炮，因为孩子不能掌握燃放技术，爆竹爆炸时的巨大外力可能会猛烈冲击到孩子的眼球，产生一系列的眼损伤，如眼睑皮肤和结膜破裂、烧伤眼底损害和青光眼，严重者还可能会失明。

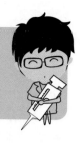

呵护视力早开始，拒绝"小眼镜"

近年来，我国儿童眼部疾病的发病率呈不断上升趋势，据卫生部统计，近视的发病率已经从过去的20%上升到了70%；斜视和弱视在儿童当中的发病率也呈增高趋势，弱视的发病率从过去的2%上升到现在的4%，斜视的发病率也在1%左右。

其实，如果父母在宝宝的日常生活中给予足够的呵护和关注，许多的眼部疾病是能够及早发现的，那么就会大大减少眼部疾病给宝宝带来的困扰。

 呵护视力，从零开始不算早

1 视觉发育的关键期

对宝宝来说，视力保健应该从 0 岁开始。这是因为婴儿视觉功能的发育有一个循序渐进的过程，0~3 岁是宝宝视觉发育的关键期，如果有眼部疾病的宝宝这个时期及时治疗，会收到事半功倍的效果。

2 父母双方的遗传条件

一般情况下，只有父母是高度近视才会将近视遗传给宝宝。若父母双方均为 600 度以上的高度近视，那么遗传率高达 100%；若父母一方的近视程度在 600 度以上，那么近视的遗传率也要有 50%。

3 电子产品的过早接触

近视是一种多因素造成的疾病，不仅受到基因的影响，与后天的视觉环境、生活环境、营养状况也都有关。随着高科技的发展，小宝宝过早地接触到了像手机、游戏机与平板电脑之类的高科技产品，这些电子产品的屏幕亮度比较高，画质饱和度也过于鲜艳，长时间使用很容易造成眼睛疲劳，从而导致宝宝近视。

呵护视力，半岁筛查很重要

宝宝自出生至 2 岁是视力发育最为迅速的时期，是视觉发育的关键期。所以，妈妈更应该在这个时期为宝宝做好眼睛保健，及早发现宝宝的眼部疾病，并及时采取有效的治疗方法。可是，小宝宝不会诉说"看不清"或"看不见"等视觉问题，那么，如何发现婴幼儿早期眼睛问题呢？

视力筛查可以及时发现小宝宝眼睛的屈光度是否正常（屈光不正包括近视、远视和散光三种状态）。宝宝不会表达，若出现眼部问题，父母很难发现。如果父母可以按时定期带宝宝到医院检查视力和眼部发育状况，就可以及时发现宝宝眼部问题，及早进行治疗，收到更好的治疗效果。

宝宝视力发育是个持续的过程，自出生起的每个年龄阶段都有其正常的视力水平，视力筛查的目的就是检测孩子各个年龄阶段的视力水平是否正常。

宝宝到 6 个月时，就应该做第一次视力筛查（该检查无痛并且客观，宝宝基本可以配合检查，所以妈妈不必担心）。如果视力筛查的结果正常，可以每隔半年复查一次；若视力筛查怀疑有问题，需要宝宝 3 个月后复查，如果复查的结果仍不理想，那么则需要作进一步的眼科专业检查了。

 ## 呵护视力，营养饮食不挑食

造成宝宝眼功能异常的主要原因有用眼卫生、营养、光线等因素。因此，要确保宝宝有一双健康明亮的眼睛，除了定期做视力筛查、养成良好的用眼习惯外，还需要饮食营养均衡，不能偏食。饮食越"杂"，越有利于吸收对眼睛有益的营养素。

1 蛋白质

鱼、肉、奶、蛋中就有丰富的蛋白质。

2 钙质

钙是眼部组织的"保护器"，体内钙的缺乏，易造成视力减退或近视。因此，家长应在宝宝的饮食中适当多添加含钙及维生素 D 丰富的食物。

富含钙质的食物，如乳类、豆类、食用菌类、干果类及海产品类食物；富含维生素 D 的食物，如鱼肝油、动物肝脏、乳制品及蛋黄。

3 锌、铬、硒

微量元素硒、锌、铬有利于改善眼部组织功能，防治视力减退。

含锌量较多的食物，如黄豆、燕麦粉、杏仁、紫菜、海带、羊肉、牛排、黄鱼、海蜇、牡蛎、肝、肾、乳类、可可粉、茶叶等；含铬量较多的食物，如黑胡椒、糙米、玉米、小米、粗面粉、红糖、葡萄汁、食用菌类、酵母、牛肉、谷类、肉类、肝类与干酪等；含硒多的食物，如动物肝脏、蛋、鱼、贝类、大豆、蘑菇、芦笋、荠菜、胡萝卜等。

4 维生素类

缺乏维生素 A、维生素 C 和维生素 B_2，不仅角膜易干燥，使晶状体变得混浊，严重的还会出现角膜软化。

维生素不能在体内合成，必须依靠食物供应，所以应补充含维生素高的食物，如鱼肝油、动物肝脏、奶类、蛋黄、新鲜蔬菜、水果、黄豆及其制品、坚果类、蘑菇、粗粮等。

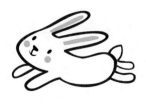

电视、灯光、玩具、太阳镜，这些我们能想到的对宝宝眼睛发育有影响的东西，该怎么选？怎么用呢？

电视、电脑类

Q 看电视或玩电脑一定会对宝宝的视力有负面影响吗？

A 不一定。 父母要控制好宝宝看电视、玩电脑的时间，3 岁以内的宝宝看电视时间每天不超过 20 分钟；3 岁以上的宝宝，时间要控制在 0.5~1 小时。 因为长时间看电视或玩电脑会让宝宝的眼睛造成视觉疲劳，长此以往，可能会影响宝宝的视力。

Q 如果把电视机摆放得高一些，宝宝不容易看到电视，是不是更好？

A 不是这样的。 电视机摆放的高度也有讲究，让它与宝宝的视线平行或稍低于宝宝的视线都可以。 这样，宝宝在看电视时，颈部的肌肉可以得到放松，同时也可以缓解眼睛的疲劳。

Q 听说液晶屏幕对保护宝宝的眼睛有好处，是这样吗？

A 不是的。 就对宝宝眼睛和视力的影响来说，液晶屏幕和普通屏幕没有区别，至少现在还没有医学上的证明，只是液晶屏幕展现的画面比普通屏幕更清晰一些。

洗浴用品类

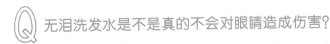

Q 无泪洗发水是不是真的不会对眼睛造成伤害?

A 　　相对普通洗发水来说,无泪洗发水对宝宝眼睛的刺激可能会稍少一些,但是洗发水毕竟含有化学成分,所以不要因为它是无泪洗发水,就一点儿都不担心。 使用的时候还是要注意,尽量不要让它进到宝宝眼睛里。

Q 洗澡时给宝宝戴上一个遮挡水流和洗发水泡沫的浴帽是不是好一些?

A 　　这确实有帮助,至少可以遮挡住水流和洗发水泡沫,让它们不进到宝宝眼睛里,减少对眼睛的刺激,宝宝也会觉得舒服。 但这种浴帽也不是必须使用,因为很多宝宝不喜欢洗澡时头上戴着一个帽子,这时就不要强迫他,只要洗头的时候注意别刺激到眼睛就可以了。

玩具、图画书类

Q 听说小婴儿对颜色鲜艳的东西看得更清楚，经常给他看这些东西对视力发育有好处，是这样吗？

A 小婴儿的视力发育确实需要不断地刺激，颜色鲜艳的东西更会吸引他的眼球，但这种刺激不能时间太长，否则会让宝宝的眼睛感到疲劳，对视力有不好的影响。所以，建议小婴儿房间墙壁的颜色不要太鲜艳，小婴儿所用的玩具或其他用品也不要都是特别鲜艳的颜色。

Q 宝宝喜欢看图画书，是不是字越大的图画书对宝宝的眼睛越有好处呢？

A 无论是小婴儿还是上幼儿园的宝宝，在看图画书时，都不建议父母一边指着书上的字一边给宝宝读，否则一本书读下来，宝宝的眼睛会非常疲劳。对宝宝来说，看图画书时，他不会在意上面的字，而是对图画更感兴趣，无论图画书上的字是大是小，都不要刻意让宝宝去看那些字。

Q 现在很多玩具上都有黑白格或黑白条对比的图案，这有助于宝宝的视觉发育吗？

A 曾经有专家研究出一套黑白对比色图案，并用此帮助宝宝的视觉发育，但是这种图案有非常精密的尺寸和对比限制，通常都是眼科医生用来帮助一些弱视的宝宝提升视力的。至于玩具上的这种黑白图案，不一定会对视觉发育有帮助，如果不正确使用，甚至还可能影响宝宝的视觉发育。所以，不要长时间给宝宝看这种图案，平时作为玩具玩一小会儿还可以。

灯光类

 节能灯和普通白炽灯，哪个对宝宝的眼睛更有好处？

 　　对宝宝眼睛的影响来说，两者没有区别。 如果灯光常有明暗更替的现象（这种光闪现象称为频闪），并且频闪的次数非常多，就可能对宝宝的眼睛有较强刺激伤害。 所以要时常检查家里的灯泡，如果频闪次数多，要及时更换新的。 家用的灯泡最好选择25瓦的，光线柔和，对宝宝的眼睛有好处。

 宝宝一出生，全家欢天喜地地想给宝宝拍纪念照，照相时能用闪光灯吗？

 　　偶尔用一次没有太大影响，多次的光线闪频会对宝宝的眼睛造成伤害。

 宝宝晚上睡觉时，房间里要不要开灯？

　　医学研究表明，婴儿睡眠时不关灯会增加孩子患近视的可能性。 婴儿在出生后头两年，是眼睛和焦距调节功能发育的关键阶段，光明与黑暗的时间多少，可能会影响幼儿视力的发育。 宝宝即使在睡眠状态，他的瞳孔也不是完全闭合，仍能感到光线。 开灯睡觉会让他得到的黑暗时间不够，无法完全闭目，长此以往，造成视觉疲劳，可能引发近视。

第七课
宝宝有牙
初长成

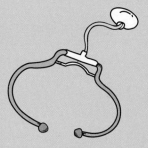

  "我们的孩子最近常流口水,食欲也不好,又没有感冒发烧,不知是怎么回事。"经常有父母向医生咨询这类问题。在检查了孩子的口腔情况后,医生会安慰父母说:"不用着急,你们的宝宝正在长牙呢。"

宝宝多大开始长牙

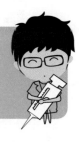

宝宝一般在 4~8 个月大的时候开始长牙。值得家长注意的是，尽管乳牙萌出的时间有一定规律，但是由于每个婴儿发育情况的不同，长牙时间也会有提前或延迟的可能。有的宝宝可能会早些，甚至在出生时即已萌出第一对乳牙；有的则会晚些，要等到快满周岁时才萌出。但若宝宝 1 周岁后仍不见乳牙萌出，就应到医院进行检查。

乳牙是婴幼儿口腔发育时期十分重要的生理基础。口腔和颅颌面的正常生长发育和牙齿萌出以及维持其正常功能，对婴幼儿一生的口腔健康和全身健康都至关重要。所以，口腔保健要从宝宝长牙开始，保护好乳牙也就显得尤为重要。

如果乳牙龋坏，进而会引发牙髓炎或牙周炎，最终会影响以后恒牙的萌出，导致恒牙长出后不牢固，容易损坏。如果乳牙过早或过迟脱落，恒牙就会长得位置不正或长不出来，使得牙齿排列不齐、咬合不正，影响孩子以后对食物的咀嚼或牙齿的美观。

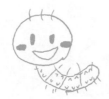

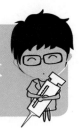

乳牙的萌出时间与顺序

宝宝从 6 个月到 2 岁半左右，全口共计 20 颗乳牙将全部萌出完毕。顺序是从前牙到后磨牙，左右对称性萌出。下牙萌出早于同名上牙。多数情况下，尖牙的萌出要晚于第一乳磨牙。具体的萌出时间与顺序如图：

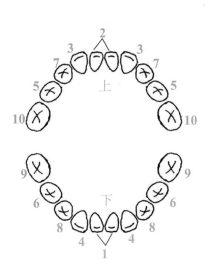

出牙顺序	牙齿名称	萌出月龄
1	下乳中切牙	6~10
2	上乳中切牙	8~13
3	上乳侧切牙	
4	下乳侧切牙	10~16
5	上第一乳磨牙	13~19
6	下第一乳磨牙	
7	上乳尖牙	16~23
8	下乳尖牙	
9	下第二乳磨牙	25~31
10	上第二乳磨牙	25~33

宝宝长牙时的常见反应及护理方法

- 萌出牙部位的牙龈处会出现红肿、微痛等类似不适感。

- 由于唾液增多、流口水，引起下颚、脸部和胸前出现红疹。

- 喜欢咬手指或玩具以缓解牙龈不适。

- 因疼痛而拒绝饮食。

- 易烦躁、难入睡。

- 轻度发烧。

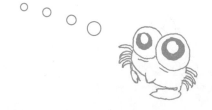

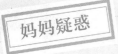

宝宝如果出现低烧现象，如何判断是长牙还是生病所引起的呢？

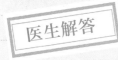

判断宝宝低热是否由长牙引起，可以根据：

- 宝宝的年龄，想想宝宝是否到了长牙的月份。
- 是否有其他长牙症状，例如流口水、咬手指、牙龈红肿等。

宝宝因长牙引发的低热是不需要吃药的。如果出现高热，一定要先就医，之后遵医嘱用药。

如果宝宝出现其他不适，且家长不能确定是否是由于长牙所致，应立即带宝宝到专业的儿科诊所就诊，以免延误病情。

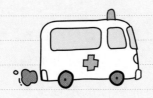

给宝宝的牙齿穿上一层保护衣

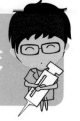

现在，孩子患龋齿的比例很高。为什么孩子会更容易得龋齿呢？有什么预防龋齿的有效方法吗？

孩子为什么更容易得龋齿

每个人的口腔里都有上百种细菌，若防护不够，牙齿会经常受到侵害，尤其是孩子。因为孩子的牙齿比我们成人的牙齿钙化程度低，窝沟较深，孩子吃糖的量和频率要比成人高。此外，许多孩子在刷牙时都不够仔细，这就是为什么孩子更容易患有龋齿。

龋齿不及时治疗的后果

龋齿一旦形成，是不能够自愈的，若不及时治疗，只会越来越严重，龋洞会进一步发展得越来越大，并开始伴有疼痛。龋齿严重时，更会引发牙髓炎、根尖周急性或慢性炎症，从而影响孩子的全身健康。

宝宝牙齿的保护衣，与龋齿说"拜拜"

1 什么是牙齿的氟保护衣

氟保护漆是一种含氟的涂料，是专业预防龋齿的一种有效方法。将这种氟保护漆涂于孩子的牙齿表面，1分钟之后便会固化，并在牙齿表面形成一层透明的保护膜，用于抵抗口腔中细菌对孩子牙齿的侵害。

氟保护漆是世界卫生组织和全国牙防专家公认的防龋好产品，被世界的口腔专家称为青少年儿童健康牙齿的"好牙衣"。

2 涂氟安全吗

在临床进行小儿全口涂氟的过程中，有些家长曾担心氟对孩子的健康会有影响。实际上，这种担心是没有必要的。因为氟保护漆的氟含量只有0.1%，是安全且有效的浓度。

涂氟护齿不仅适用于儿童和青少年，也适用于小宝宝。涂氟一次可持续保护牙齿长达4~6个月，而被宝宝吸收的氟含量仅相当于用含氟牙膏刷一次牙所吸收的含氟量。国内外研究结果表明，穿上"氟保护衣"的牙齿其龋齿发病率降低达60%~80%。

3 如何进行涂氟

氟保护漆的操作方法非常简单。在牙科医生彻底清洗完孩子的牙齿表面后，首先进行牙表面隔湿，然后将氟保护漆（液体）用小毛刷涂或滴到孩子的牙表面上，使其在牙表面形成一层薄薄的保护膜。滴涂后，可及时吹干或孩子张嘴1分钟使氟保护漆自然风干。

　　涂氟完成后，孩子在 45 分钟内不要进食和漱口。在牙齿萌出后 2~3 年内，每年做 3~4 次效果更好。若孩子在涂了氟保护漆后，能够继续坚持每天早晚刷牙，保持口腔卫生，可以让"牙保护衣"的功效得到更好的发挥！

宝宝出牙时家长应该做些什么

- 用干净的纱布按摩宝宝的牙床，以缓解长牙带来的不适感。
- 为宝宝准备固齿器（固齿器要保持清洁）。
- 可适量吃些凉软食物，如水果泥。
- 保持口腔清洁，避免牙龈发炎。

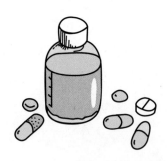

考考你： 护齿 6 问

看似简单的日常刷牙是保持口腔健康、保护牙齿、减少口腔问题最为有效的方法。 但你知道什么才是正确的刷牙方法吗？ 对刷牙这些事又了解多少呢？ 不妨来做题测试一下。

1. 宝宝什么时候可以开始刷牙呢？

A. 萌出第 1 颗乳牙时

B. 萌出 5~6 颗乳牙时

C. 乳牙萌出一半（即 10 颗）后

D. 全口 20 颗乳牙长出后

2. 宝宝适合用什么类型的牙膏？

A. 含氟牙膏

B. 无氟牙膏

C. 学刷牙时用无氟牙膏，学会后换用含氟牙膏

D. 学刷牙时用含氟牙膏，学会后换用无氟牙膏

3. 应多长时间带宝宝看一次牙科医生？

A. 平均每年 4 次（每 3 个月 1 次）

B. 平均每年 2 次（每 6 个月 1 次）

C. 每年 1 次

D. 只有出现口腔问题时才去

4. 刷牙时必须刷到_____、_____、_____这三个地方。

5. 每次刷牙应不少于_____分钟。

6. 宝宝刷牙时只需使用牙刷，就可以清洁所有牙垢，不会有口腔或蛀牙等问题。

A. 对

B. 不对

1. 答案：A

● 宝宝应该尽早开始刷牙。

● 当宝宝开始萌出第 1 颗牙时，每天用干净湿润的纱布擦拭牙表面。

● 当有更多牙萌出时，换用适合宝宝年龄的小头，软毛牙刷，牙刷头的大小不要超过 3 颗前牙的宽度。

2. 答案：C

● 先用无氟牙膏教宝宝如何吐出牙膏并学会刷完牙后很好地漱口。 当宝宝长到 2 岁多，并能很好地吐出牙膏时，可以开始使用含氟牙膏。 氟在预防龋齿中起到重要作用。

● 使用豌豆粒大小的含氟牙膏，不可过度使用。 因为如果 6 岁以下的儿童吞咽了过多的氟，将来长出的恒牙上会出现白色斑点。

3. 答案：A 或 B（口腔健康状况不良者 1 年 4 次，即 A；口腔健康状况良好者 1 年 2 次，即 B）

● 每 3~6 个月带宝宝看一次牙科医生，作检查并听取建议。

● 询问医生是否宝宝有特别的氟需要。 如果饮用水中氟含量不够，6 个月以上的宝宝可能需要额外补充氟。 小于 6 岁的宝宝不建议用氟漱口，除非牙医建议这样做。

● 如果饮用水含足够的氟，并且能坚持用豌豆粒大小的牙膏每天刷两次牙，大多数 2 岁以上的孩子能获得足够量的氟来预防龋齿。

4. 答案：牙齿外表面、牙齿内侧、牙齿咬合面。

正确的刷牙方法及顺序：

● 首先清洗牙齿的外表面。 使牙刷与牙齿外表面呈 45°，刷牙方向为：先沿牙齿与牙龈边界处左右颤动刷，然后上排牙从上往下刷，下排牙从下往上刷。 每次刷 2~3 颗牙的范围，重复 10 次左右。

● 其次刷牙齿内侧（舌/腭侧），方法同上。 刷下前牙时可将牙刷头竖起来，顺着牙缝刷。 此处更易沉积牙垢，因此要更为仔细。

● 最后是牙齿咬合面的清洁。 将牙刷置于牙齿的咬合面上，按水平方向前后刷，刷时可稍加些力。

5. 答案：3 分钟

每次刷牙应不少于 3 分钟，牙齿内侧与咬合面可多分配些时间，保证每个牙面都要刷到。

6. 答案：B

实验表明，由于牙刷清洁范围有限，所以正常的刷牙只能使清洁度达到30%~40%。应该配合使用牙线来清洁宝宝的牙缝，以补足牙刷刷不到的地方和及时清除食物嵌塞。

宝宝不爱刷牙怎么办

宝宝如果不爱刷牙，总是随便糊弄过去，家长该怎么做呢？父母应该指导宝宝刷牙：

● 帮宝宝每天刷2次牙，直到宝宝学会自己刷牙。

● 宝宝学会刷牙后，父母应继续监督。确保刷牙方法正确，适量使用牙膏，而且没有吞咽牙膏。

● 使刷牙成为一项有趣的游戏，让宝宝非常愿意去做。

● 试着和宝宝一起刷牙，这样宝宝可以通过观察学到更多。如：从何处开始刷、怎样正确握牙刷柄、如何漱口并吐出牙膏。

● 选一个宝宝喜欢的3分钟计时器或沙漏来确保刷牙时间。

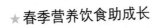

★ 春季营养饮食助成长

★ 助宝宝长高的一日指南

★ 出游时，宝宝肠胃不适怎么办

第八课

春季，让宝宝快快健康成长

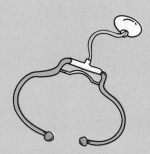

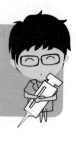

春季营养饮食助成长

　　要想让宝宝搭上春季快快长高的顺风车，营养是必不可少的通行证。那么，想知道宝宝需要哪些营养，就要先弄明白宝宝是从哪里获取营养的，不同阶段的宝宝容易缺少哪些营养素，补充哪些营养、怎么补充营养等。这样就可以让长高长壮事半功倍。

哪些营养物质会使生长发育事半功倍

1 0~1岁的婴儿

　　1岁以内的婴儿饮食中，比较容易缺少铁和锌这两种微量元素，所以在4~6个月开始为宝宝添加辅食时，可以尝试一些含铁的米粉。在宝宝3个月大体检时，会有微量元素的检查，保健科医生也会根据检查结果给出一些如何开始添加辅食的指导建议。

　　必需脂肪酸是这个年龄段的宝宝生长发育必不可少的营养物质，必需脂肪酸的摄取可以从食物和植物油中获取。宝宝长到9~10个月大时，家长可以在宝宝的辅食中加入一点点的植物油，以满足宝宝对必需脂肪酸的需要。

　　B族维生素是推动体内代谢，把糖、脂肪、蛋白质等转化成热量时不可缺少的营养物质。如果缺少B族维生素，整个新陈代谢的速度可能受影响，人体会出现怠滞和食欲缺乏。对于 B 族维生素的摄取，6 个月以内的宝宝可以从奶中获取。添加辅食后，B 族维生素还可以从蛋黄、肉类、豆制品、肝、香菇、小麦胚芽、坚果、花生和一部分蔬菜中获取。

2 1岁以上的孩子

宝宝从 1 岁开始，辅食已经开始变成主食了，要规律进食一日三餐，但这并不意味着宝宝生长发育所需的全部营养都可以从固体食物中获取，家长还是应该保证宝宝每日至少 500 毫升的奶量。如果配方奶的量不能满足这个量，可以适当添加一些凝固态酸奶。

1 岁后，宝宝随着身体各器官机能发育的逐渐完善，运动量也随之加大，能量的消耗也不断增加。因此，春季要注意加强宝宝对碳水化合物的补充。

与此同时，家长还应重视优质蛋白与钙质的补充。对于蛋白质与钙质的获取，家长可以给宝宝吃些豆制品和动物肝脏等高钙、高蛋白的食物。

微量元素铁在血红蛋白为人体细胞运输氧气的过程中起到了至关重要的作用，铁离子可以增强血红蛋白运输氧的功能。而氧对我们来说，是人体生命活动的第一需要，是维持生命最重要的能源。人在得到充足的氧的情况下，吃进的营养物质会被细胞利用，转化成能量，供给各个组织器官，才能保证免疫系统正常工作。铁元素缺乏时，宝宝容易发生缺铁性贫血，继而影响宝宝的认知能力、精神状态，降低身体各系统的免疫能力，失去对病毒和细菌的抵御能力，成为病毒和细菌的俘虏。含铁丰富的食物有动物肝脏、动物血、红色肉类、鸭胗、鸡胗、黑芝麻、黑木耳、菠菜、红豆等。

此外，对于维生素 A、维生素 D 和胡萝卜素的补充也是不容忽视的。维生素 D 可以促进钙的吸收，而机体对于维生素 D 的吸收又与维生素 A 密不可分。除了天然存在的维生素 A 之外，胡萝卜素也能部分转化成维生素 A。此外，维生素 A 与胡萝卜素对呼吸道的免疫力还有一定的好处，对春季易发的呼吸道疾病有一定的预防作用。

 如何安排春季饮食（辅食）

1 0~1 岁的婴儿

家长在为宝宝安排春季辅食时，除前面提到的需要重视的辅食品种外，还可着重添加一些蛋白质含量比较丰富的食物，如肉泥、蛋黄、豆泥、鱼虾等。高钙的豆制品与动物肝脏搅成泥的辅食也是春季里不错的选择。春季气候比较干燥，家长适当增加宝宝的饮水量也是必要的。

2 1 岁以上的孩子

为幼儿安排春季饮食时，除之前提到的食物外，还可吃些芝麻酱和坚果类食品，这些对孩子的皮肤有保护滋养作用。坚果中含有的不饱和脂肪酸和维生素 E 还可以起到抗氧化的功效。如果孩子有便秘或大便干燥的情况，可以适当吃些富含膳食纤维的食物，如绿叶蔬菜、杂粮等，并且要每天补充足够的水分。

春季宝宝饮食除了要注意营养的均衡外，还应以清淡为主。烹饪方式应多蒸少煮，多清炒少油炸。如果天气慢慢热起来了，凉拌菜也是个不错的选择。

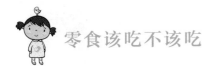

零食该吃不该吃

实际上，零食是可以吃的，但一定要让宝宝吃得健康，吃得正确。在两顿正餐之间吃些零食，既可以缓解饥饿感，又能补充能量。但一定不要让零食喧宾夺主，更不能因为孩子不爱吃正餐，就拿零食代替或补充。在零食的选择上，可以选些酸奶、奶酪、蛋奶布丁、坚果、面包、水果沙拉等，而对于膨化食品、油炸食品、含糖饮料和高糖食物则应尽量避免。

如何应对孩子挑食

孩子挑食属于一种不良的饮食行为习惯，哄骗打骂等强制手段不但起不到任何效果，相反还会加剧孩子挑食偏食的状况。 在应对孩子挑食的问题上，家长要讲究一些方式方法：

● 不强迫孩子吃不喜欢的食物，让孩子自己吃饭，以避免对某种食物产生抵触逆反心理。

● 菜式花样丰富。 食物的颜色应是五颜六色的，菜品样式总是花样百出的，还有就是要避免同一种食材的重复或连续出现，即使是重复或连续出现，其形式与口味都应该发生变化。 例如，连续两天都吃黄瓜，第一天可以是清炒黄瓜球，第二天则可将黄瓜切片做成沙拉。 这样才可增加宝宝食欲。

● 增加宝宝运动量。 春天到了，天气转暖，不如带宝宝出去走走，活动一下。

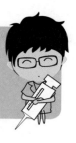

助宝宝长高的一日指南

营养早餐，美好一天的开始

1 牛奶

想要保证宝宝的快速成长，充足蛋白质的摄入是必不可少的。奶及奶制品是蛋白质的理想来源之一，含钙量较高且易于人体吸收，是促进宝宝骨骼发育的绝好助长食品。

2 煮鸡蛋

蛋黄中含有较多的维生素 D，能够促进钙的吸收，帮助骨骼生长。除此以外，它还含有促进大脑发育的 DHA，以及多种人体必需的维生素和微量元素。因此，每天吃一个鸡蛋，对宝宝生长发育十分有益。

享受温暖的"太阳浴"

晒太阳可以获得维生素 D。因此，在阳光明媚的春天，一定不要辜负这大好的日光，每天至少两次带宝宝出门晒晒太阳。

1 个月左右的小宝宝，可以不必出门。风和日丽时，打开窗户让阳光射进房间，让宝宝的眼睛背对阳光，每天在房间里晒几分钟太阳。3个月以内的小宝宝，出门晒太阳要遵循"时间短、次数多"的原则，每次出门10分钟左右即可，一天可以多出去几次。3个月以上的宝宝可适当延长每次晒太阳的时间。总之，宝宝最好能够保证每天上午、下午各有一次"太阳浴"，这样就可以保证人体维生素D的转换和吸收，达到促进钙吸收的目的。

晒太阳必备武器——毛巾、水壶、遮阳帽

晒太阳或户外活动时，宝宝容易出汗，如果汗液没有及时擦干，很容易导致宝宝伤风感冒。因此，妈妈最好随身携带两块干净的毛巾，及时给宝宝擦汗，同时也可以作为背巾使用，垫在宝宝最爱出汗的后背部位。宝宝出汗后要喝水补充流失的水分。晒太阳时最好给宝宝戴上遮阳帽，保护头部和眼睛不受紫外线伤害。

丰富午餐，营养搭配很重要

对于1岁以上的宝宝，春季饮食可以考虑以下品种。

1 晒过太阳的蘑菇

将买回来的新鲜蘑菇在太阳下晾晒一段时间，可以使蘑菇中的某种物质转化生成维生素D。因此，让宝宝多吃"晒过太阳的蘑菇"可以有效促进骨骼对钙的吸收。

2 适量里脊肉

肉类不仅能为宝宝提供优质蛋白，还可以补充微量元素。尽量为宝宝选择瘦肉，过多肥肉的摄入可能导致宝宝肥胖，且不利于宝宝健康饮食习惯的养成。里脊肉中含有的饱和脂肪酸和不饱和脂肪酸，还可以促进宝宝大脑的发育。

3 一碗杂粮饭

春天，宝宝的活动量会相应增加，需要富含碳水化合物的谷类食物提供能量。比起精米精面，混合了各种豆类和糙米的杂粮饭或两样面的小窝头，都更有益于宝宝的健康。

甜食过量影响长个儿

宝宝吃过量的甜食还会影响身高增长。因为摄入甜食可以增强宝宝的饱腹感，影响宝宝正餐的食量。同时，糖在分解过程中会消耗机体大量的锌和维生素，而维生素和锌等微量元素的不足则会直接影响宝宝身高的增长。

锻炼身体，个子高

1 多做伸展及弹跳运动

　　伸展和弹跳运动可以促进骨骼生长，尤其是骨小梁及长骨骨端的发育。因此，跑、跳、蹦高、体操等伸展运动非常适合正在长个儿的宝宝。户外活动时宝宝呼吸了新鲜空气，增强了抵抗力。白天充分的体力消耗，也对保证宝宝夜间良好睡眠起到了促进作用。

2 长高加油站

　　宝宝缺锌会导致营养不良，影响生长发育，因此让宝宝多吃含锌丰富的食物，对助长很有益处。瓜子、杏仁、核桃仁等坚果中含锌十分丰富，因此加餐时不妨让宝宝吃上几粒坚果。多吃苹果等含锌丰富的水果也是不错的选择。

 美味晚餐，助长高一臂之力

1 天然金枪鱼

　　鱼类是优质蛋白质来源，富含铁、锌、钙、碘等微量元素，深海海鱼还含有促进大脑发育的 DHA。金枪鱼是个不错的选择。因为金枪鱼是大洋洄游鱼类，不能人工饲养，可保证天然品质，且金枪鱼生活于深海，受到污染的概率较小，很少存在重金属污染的问题。

2 一盘豆腐菜

豆制品富含优质植物蛋白和钙质。每天为宝宝烹制一盘好吃的豆腐菜，对保证宝宝营养均衡十分有益。除了豆腐，豆干、豆腐脑、豆浆都是不错的选择。

在美梦中，收获长高的惊喜

夜间宝宝睡眠时是脑下垂体分泌生长激素最多的时候，且在晚 10 点至次日凌晨 2 点达到高峰。因此，保证宝宝晚上 9 点前上床睡觉，晚 10 点至第二天凌晨 2 点进入深睡眠状态，是促进宝宝身高增长的诀窍。

和睦的家庭环境有益于宝宝长高个儿

研究表明，过重的心理压力和负面的情绪对宝宝身体健康和身心发育都有不利的影响。想要宝宝长大个儿，和睦的家庭环境尤为重要。因此，家庭成员间的关系要和睦，不要让宝宝生活在家庭战争的硝烟中。

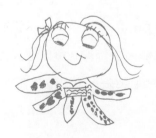

出游时，宝宝肠胃不适怎么办

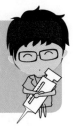

　　春暖花开，大地复苏，很多家庭会计划带上宝宝，全家总动员，享受新鲜的空气和明媚的阳光。但是乍暖还寒，春季旅游在享受阳光的同时，更加要关注宝宝的健康状况。出门在外，父母最担心的就是宝宝生病。宝宝生病最常表现为腹部不适或呕吐、腹泻等胃肠道症状。那么，外出游玩时，宝宝肠胃不适怎么办呢？

 ## 引起宝宝肠胃不适的原因

1 生活习惯发生变化

　　有些宝宝一提起出游就会异常兴奋而不能很好地休息，再加上旅途的奔波使身体感到疲劳。这些都会使宝宝的消化能力下降，消化酶分泌减少，难以杀灭随饮食而进入的各种细菌。

2 饮食不规律

　　出游时，宝宝容易饮食不规律，不能像平时一样准时准点地吃上热乎的饭菜，取而代之的常常是凉的熟食、饮料及生冷的瓜果，使胃肠蠕动功能紊乱，破坏胃肠黏膜的屏障保护作用，造成多种病菌乘虚而入，诱发宝宝的肠胃不适。

3 胃肠型感冒

有时外出受凉会引起宝宝感冒发烧，也会使其消化能力下降，消化酶分泌减少，引起呕吐等消化道症状，这就是宝宝常见的"胃肠型感冒"。

肠胃不适的症状

当宝宝出现肠胃不适，症状轻的宝宝常常表现为腹部不舒服，可伴有腹胀、食欲缺乏；较重的宝宝会有恶心、呕吐、腹泻甚至脱水、发热等症状。

如何处理出游时遇到的宝宝肠胃不适

在出游时，若宝宝出现上述胃肠不适情况，家长该如何处理呢？

家长先不要慌张，要让宝宝充分休息，以消除白天的疲劳，恢复体力。

用药：腹泻的宝宝可服用乐托尔、妈咪爱等药物调理消化，服用思密达保护消化道黏膜。如果宝宝的大便中带有脓血性的东西，恐怕要用头孢类的消炎药了。

饮食：如果宝宝能够进食，家长应给予温热易消化的细软食物，如米粥或热的面条汤；若宝宝食欲不好，不想进食，家长也不必强求，否则容易引起宝宝呕吐，可暂时不予进食，让宝宝的肠胃也好好休息。多数症状不重的宝宝通过休息都可使症状缓解、食欲改善。

如果宝宝呕吐，家长最好不要急于给宝宝补充食物，应注意观察宝宝的面色和呕吐后的精神状况。若宝宝呕吐次数少，吐后腹部不适能够缓解，家长可暂时观察宝宝，试着少量多次地给宝宝补充些水分（最好是口服补液盐）或米汤，宝宝不再继续呕吐便可放心；如果宝宝呕吐频繁，不能进食，饮水喝汤后也吐，并伴有小便减少、口渴、不安、精神萎靡不振、面色不好等症状，就应及时就医了。

需要注意的是，呕吐时不宜空腹喝奶，因为奶不好消化，这样会加重宝宝呕吐的症状。

如何预防出游时宝宝肠胃不适

带宝宝出游时，若家长已经了解了引起宝宝肠胃不适的原因，并采取相应的预防措施，做到防患于未然，就可避免宝宝生病。

1. 保证宝宝充足的睡眠和良好的休息，不要过于劳累疲乏，使身体处于健康的状况。

2. 出游途中让宝宝多喝温热的水而不是饮料。

3. 不仅注意饮食卫生，还要尽量保持饮食的规律性及合理性，以维持消化活动的正常节律。

4. 不吃油腻的食物，不吃生冷寒凉的食物，同时注意勿过饥过饱。饮食宜清淡、新鲜、易消化，清淡的汤品是不错的选择。

5. 家长应根据环境变化常给孩子增减衣服，避免感冒发热。

6. 出游前，准备一些消化道常用药物，如乐托尔、思密达、口服补液盐等，还可以带上头孢克肟，以备不时之需。

只要做好充分的准备和周全的计划，父母就可以与孩子一同去体验踏青出游的快乐与趣味，尽享美好时光了。

第九课

夏季，宝宝的衣食住行

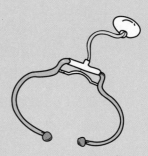

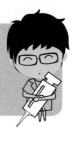

衣食住行要注意什么

衣：夏天给宝宝穿什么材质的衣服好

夏日里，宝宝的活动量大，出汗多。在衣服的选择上，应该选择吸汗且透气性好的棉质衣服。

一般来讲，棉质的衣服多少都会有些掉色。所以，家长最好将新买的衣服洗一遍再给宝宝穿，避免衣服上的染料、固色剂等化工原料对宝宝的皮肤产生刺激。

衣：外出带件长袖，别着凉

外出时，宝宝从外面进入有空调的室内，包括商场和地铁时，容易因为温度的骤变着凉，尤其是在外面活动量较大、出了较多汗的宝宝，更容易因身体适应不了这种温度变化而着凉。所以，妈妈要预先带上一件长袖衣服，在宝宝进入有空调的室内时给宝宝穿上，等宝宝适应了室内的温度之后，再将衣服脱下来。

食：哺乳期的妈妈

夏季，哺乳期的妈妈应注意避免食用过多的冰品、冷饮和辛辣食品。

在日常的饮食中，应适量增加水果和蔬菜的摄入，因为夏季出汗量增多，维生素和矿物盐会随着汗液的排出而流失掉，所以哺乳期的妈妈在夏天应多补充些蔬菜水果。

若是妈妈酷暑难耐，导致食欲下降或是忍不住想吃些冰品时，可以用能够生吃的蔬菜和应季的水果代替。

冰激凌并无消暑的功效

从物理降温的角度来讲，冷饮的确能让人感觉清爽。但是，冰激凌在降温的同时也会"生热"：它所含的糖量及脂肪量都比较高，属高热量食品。虽然吃完冰激凌可以短时间降低胃肠温度，但是糖分和脂肪所转化的热量反而会增加体内热量的积蓄。因此，没有从实质上达到消暑的目的。

另外，炎炎夏日中，胃肠道的血液供应量会因体表血流量的增加而相对减少，如果这时候再吃低温食物，易损伤胃肠黏膜。因此，夏天不要让宝宝养成"贪凉"的习惯。

食：已经添加辅食和吃饭的宝宝

足够的饮水是很重要的。夏天宝宝出汗多，应该及时补充水分，避免宝宝脱水。

每天一杯绿豆汤。夏天，绿豆汤能消暑降火，是不错的养生饮料，所以6个月以上的宝宝可以每天喝上一杯，以常温的为好。

增加应季蔬菜水果的摄入。若宝宝处于吃辅食的阶段，可以在保证充足蛋白质食物（如奶、肉等）和碳水化合物（如米粉、面条等）摄入的基础上，在宝宝的辅食中适量增加些应季的蔬菜和水果。

最好避免食用冰品和冷饮。从冰箱里取出的食物，像水果、酸奶，或是一些凉菜等，要放至常温后再让宝宝食用。同时，妈妈还要注意宝宝的饮食卫生，加工食物时，要注意生熟分开。

宝宝在夏季的食欲不像秋冬季那么好是正常的，只要一日三餐按时吃，妈妈就不必太担心。不妨选择清淡一些的饭菜给宝宝吃，但仍要保证蛋白质、脂肪与碳水化合物的摄入。若宝宝食欲下降明显，或不能定时摄入一日三餐，那么建议家长带宝宝就医。

夏季必备果蔬

蔬 菜	优 点
西红柿	熟食、生食都可。西红柿熟食时，可补充西红柿红素；生食时，可为宝宝补充维生素 C。
黄瓜	生食熟食的消暑效果都很好。生食时，妈妈一定要将黄瓜表面洗净。若妈妈觉得黄瓜表面较粗糙，不易洗净的话，可以将黄瓜皮削掉后，再给宝宝食用。
绿豆	绿豆可消暑解渴，除了做绿豆汤外，妈妈还可以做绿豆沙，若是年龄较大的孩子，也可以将绿豆沙连同绿豆皮一起食用。
冬瓜	冬瓜中含有钾、葫芦巴碱、丙二醇酸等成分，可促进糖类的代谢、减少脂肪堆积，并能利尿、促消化。
白萝卜	含有许多酶和生物碱，可通气、助消化。若宝宝食欲缺乏，妈妈可以尝试做些白萝卜来改善宝宝胃口差的问题。
苦瓜	能刺激唾液及胃液分泌，有清热、解毒、消暑的作用。
水 果	优 点
西瓜	适量吃可以解暑，但绝不可以拿西瓜代替正餐食用。
木瓜	木瓜中含有的蛋白酶，可帮助消化功能弱的宝宝，促进消化。
山楂	生津止渴、消食、促进消化。
甜瓜香瓜	水分多、口感好、热量低。妈妈在煮粥时，在锅中放些切好的香瓜或是甜瓜，闻起来味道香香的，可增加宝宝食欲。
菠萝	菠萝里含有蛋白酶，有助于消化。食用之前应先用盐水浸泡，也可直接用于做菜。

住：宝宝可以在凉席上睡觉吗

夏季天气很热，大人都喜欢铺着凉席睡觉，睡在上面凉爽爽的，很舒服。宝宝也是可以用凉席的，这样宝宝就不会因为天热哭闹而影响睡眠了。

为宝宝选择凉席时，尽量避免竹子块或竹子片的凉席。因为宝宝睡在这样的凉席上面会感觉过于冰冷，容易着凉。妈妈最好为宝宝选择亚麻或是竹纤维材质的凉席。若是小宝宝，妈妈还应该在凉席上面铺个小布单再让宝宝睡。

住：小水垫宝宝可以用吗

市场上卖的水垫或水床上面都有可爱的图片，很多妈妈喜欢买给宝宝，觉得既可爱又凉爽。但是，并不建议妈妈给宝宝买这种水垫或水床。因为其硬度不够，不利于宝宝骨骼的生长发育。

住：如何使用空调

无论空调风量是大还是小，一定要确保不是直吹宝宝，并且将空调的温度调节到26℃左右就可以。宝宝在开空调的房间是没有问题的，但是一定要注意按时开窗通风或是将窗户开个小缝，避免长时间使用空调而使得室内空气不新鲜。同时，不要让宝宝长时间待在空调房内。

住：窗帘拉好，防高温

如果宝宝所在的屋子长时间有阳光射入，应在阳光照射强烈时拉上窗帘，这样可以防止室内的温度升高过快或温度过高。

住：每天洗澡皮肤好

夏天最好给宝宝每天洗一次澡，因为宝宝的皮肤代谢要比成人快得多。用清水清洗就好，妈妈也可以在清水中加入几滴十滴水，可以起到防痱子的作用。洗澡时，不要去搓宝宝的皮肤，因为宝宝皮肤娇嫩，若掌握不好力度很容易搓伤。洗完澡后用毛巾擦干身体即可，不建议妈妈给宝宝使用爽身粉。

行：宝宝中暑怎么办

中暑可分为急性中暑和慢性中暑。急性中暑是由于长时间暴露在强烈的阳光下而导致的突然晕厥、大汗、头痛等。急性中暑在宝宝身上并不多见，较为多见的是慢性中暑。慢性中暑可表现为发烧、呕吐、食欲缺乏、精神萎靡等，大孩子会告诉家长自己头疼。若出现这种情况，对于年龄较大的宝宝，妈妈可以给他服用不含酒精的藿香正气；而对于年龄小的宝宝，妈妈应尽快带宝宝就医，让医生诊断宝宝是否需要补液处理，以免宝宝脱水。

- 水壶，最好内装白开水

- 遮阳帽

- 扇子

- 手绢方巾

可以给宝宝擦汗。

- 十滴水

若是长途旅行应带上十滴水，在宝宝洗澡时滴在水里，可以防止宝宝起痱子。

- 防晒霜

涂抹防晒霜或穿轻薄的长袖衣服，可起到防紫外线的作用。适合宝宝用的防晒霜在母婴商店或是一些儿童医院机构都可以买到。防晒霜应是同时防 UVA 和 UVB 的（即标有 SPF 和 PA 的防晒霜），在外出前半小时使用。此外，宝宝要是去水边的话，最好使用防水型的防晒霜。

- 防蚊液

防蚊液不必提前喷上。但妈妈要注意的是，不仅仅要在宝宝暴露的皮肤上喷防蚊液，宝宝的衣服上同样需要喷防蚊液。在为宝宝喷完防蚊液后，妈妈要记得洗手哦！

- 薄荷膏

宝宝被蚊虫叮咬后，可以在叮咬处涂抹上薄荷膏，以起到清凉止痒的作用。

- 治疗急性腹泻的药物、口服补液盐

带宝宝外出游玩时，妈妈就怕宝宝吃坏东西拉肚子，所以一定要带上口服补液盐（以免宝宝因急性腹泻而出现脱水现象）和治疗急性腹泻、保护胃肠黏膜的药物。

● 物理退热和化学退热药物

在宝宝发热 38.5℃以下的时候，应采用物理退热的方法，小儿退热贴是宝宝外出旅行的必备品。若宝宝发烧 38.5℃以上，最好前往医院就医，即使不能立即就医，也应该采用药物降温的方法使宝宝的体温先降下来。

贴心小纸条

若宝宝有高热惊厥史，应在宝宝的体温达到 38℃时，就立即到医院就诊或采取药物给宝宝降温。

● 酒精棉片、皮肤黏膜消毒液、创可贴

在宝宝出现小面积的外伤时，应先用酒精棉片清洁伤口周围，再用皮肤黏膜消毒液清洗伤口，最后贴上创可贴。

● 免洗消毒洗手液

在外就餐时，可能一时找不到洗手的地方。这时，免洗消毒洗手液就显得很重要了。

● 滴眼液

宝宝因游泳或强光刺激会造成眼部不适，可使用小儿滴眼液来缓解此类眼部不适。

● 滴耳液

在宝宝游泳后，应用滴耳液清洁一下宝宝的外耳道，以免宝宝耳部感染。

● 鼻腔冲洗液

当宝宝出现鼻塞、鼻痒、鼻干燥时，使用鼻腔冲洗液可有效缓解宝宝鼻部的不适感。

酷夏，Cool 菜谱

1 百合绿豆沙（适合已经添加辅食的宝宝）

原料：绿豆、百合、冰糖（白砂糖）

做法：

①将绿豆泡 12 小时以上。锅置火上，倒入适量水，水开后下入绿豆、百合。

②开锅后煮 10 分钟左右，关火，盖上锅盖焖 30 分钟。

③再次开火，开锅后改小火，再煮 30 分钟左右。

④看绿豆成沙状后，放入少许冰糖，待冰糖溶化后搅匀即可。

百合绿豆沙有通便去热的功效，在烹煮的时候，妈妈要多搅拌几次，以免煳锅。如果嫌麻烦，还可以用高压锅制作好百合绿豆沙后，加糖或蜂蜜调味食用。

2 南瓜小笼（适合 10 个月以上的宝宝）

原料：南瓜、菠萝

做法：

①选择又面又甜的南瓜，去皮、切块后，上锅蒸成泥状。

②待南瓜泥放凉后，用保鲜膜垫底，将一大勺南瓜泥涂在保鲜膜上，呈圆饼型，作为小笼的皮。

③在圆饼型南瓜的中心放上一小勺菠萝粒（事先要用盐水处理过），作为小笼的馅。菠萝粒的大小取决于宝宝的年龄，若宝宝还小，妈妈可以将菠萝剁碎。

④拎起保鲜膜的四个角，将保鲜膜中的南瓜握成包子状，再轻轻旋转保鲜膜封口处，做出包子顶部的褶子。

⑤将南瓜饼皮捏出包子状后，撤去保鲜膜，即可食用。

3 苦中有甜(适合 2 岁以上的宝宝)

原料：苦瓜、香蕉、蜂蜜

做法：

①选一根较粗的苦瓜，洗净，去掉头尾。

②用长柄小勺挖去苦瓜子，一定要去干净，不然会影响口感。

③用开水焯苦瓜段 2~3 分钟，捞出放入凉白开中浸泡。

④选较细的香蕉，剥皮后塞入空心的苦瓜中。若香蕉塞不进去，也可将香蕉捣成泥状后，填入苦瓜中。

⑤将苦瓜切段、摆盘，淋上稀释蜂蜜即可。

贴心小纸条

夏天做菜的时候，妈妈可以在菜中加入些醋来调味，同时，还可充分利用香菜和芹菜作为提味的作料，或者用于做汤羹类食物的底料，可刺激宝宝嗅觉、促进消化液分泌，增加宝宝食欲。

夏季吃水果的对与错

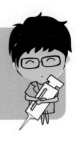

夏天的水果琳琅满目，各种水灵灵的漂亮水果吸引着爸爸妈妈进行采购，以求满足宝宝的小馋嘴，改善他们的苦夏食欲。水果既能为宝宝补充因出汗增多而丢失的水分，还富含糖类、维生素等营养物质，确实是解暑佳品。但对于未满周岁、消化免疫系统尚不成熟的宝宝而言，进食不当反而有损健康。只有正确掌握了水果的食用方法，才能在营养健康双保险的前提下帮助宝宝摆脱夏季厌食的小烦恼。

错误观点1：早晨的水果是"黄金"，空腹吃水果最利于维生素的吸收。

观点更正：某些水果如菠萝、橘子、香蕉、荔枝、山楂等，以及蔬菜中的西红柿和圣女果不可在空腹（特别是晨起空腹）的时候食用，否则会给宝宝带来反酸、胃痛、恶心、呕吐等不适，还会产生刺激损伤胃肠黏膜，形成胃石、抑制心血管功能等一系列的问题。

贴心小纸条

环境温度的升高会让小宝宝娇嫩的消化系统动力不足，若要在早餐时间添加水果，建议将新鲜果泥或果粒加入米糊、烂粥中一起吃，既安全又营养。

错误观点 2：宝宝不好好吃饭，可以在撤掉饭碗后加些水果，以免饿肚子。

观点更正：不论宝宝的正餐是否吃饱了，都不宜在饭后立即吃水果。水果中所含的果胶会因大量吸收水分而增加胃内食糜的含水度；而果肉中的糖分和有机酸会与正餐中的食物发生不良反应，加重胃的消化负担。因此，饭后马上吃水果不仅影响水果和正餐中营养成分的吸收，还会因为水果的发酵作用导致宝宝出现腹胀、打嗝、反酸、口臭等不良反应。

贴心小纸条

水果的最佳食用时间应为饭前 1~1.5 小时或饭后 2 小时左右。

错误观点 3：水果是健康食物，有助消化的功能，可以改善宝宝的"厌食"问题，还可以替代一顿甚至两顿辅食，作为一顿水果餐食用。

观点更正：水果中的糖分、有机酸和芳香物质含量高，确实能够促进食欲和其他营养素的吸收。但水果存在一定的"营养缺陷"，即蛋白质含量很少，微量元素的种类少、含量低，因此无法替代由主食、肉、蛋、鱼、豆制品和蔬菜构成的正餐。

贴心小纸条

将适量水果作为上午和下午的加餐，既能补充消耗，还能"开胃"，为正餐做准备。

错误观点 4：热带水果营养价值高，要多给宝宝吃。

观点更正：首先，热带水果的营养价值不一定就高。其次，水果也有引发过敏反应的可能。杏、杧果、樱桃、哈密瓜、李子、荔枝等对于 1 岁以内体质敏感的宝宝属于"危险食物"，添加需谨慎。

贴心小纸条

首次给宝宝尝试某种水果时，宜去皮蒸熟后少量食用。

对于胃肠防御能力弱的小宝宝，清洗水果时不可长时间浸泡，且务必削皮后食用（避免水里的细菌病毒经根蒂处的小"伤口"钻入果肉）。此外，水果含糖高，易使乳牙龋坏，宝宝食后不要忘记清洁口腔。

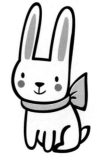

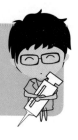

别让空调把宝宝吹病

夏天，有些孩子会出现发热、咳嗽、打喷嚏、流鼻涕等症状，这可能是得了空调病。长时间待在低温环境中，室内外温差过大，使得宝宝对温度的耐受力下降，再加上不流通的室内空气很适宜病毒和细菌的繁殖，这些便是导致空调病的主要原因。

空调怎能吹出病来

1 空气干燥、不流通

每年气温最高的时候，也是宝宝患空调病最多的时候，特别是对气温变化比较敏感的婴幼儿。炎热酷暑，为了保持室内低温，许多妈妈都会打开空调，并减少了开窗通风的次数。但由于空调在制冷的同时还伴有除湿，会将房间内大量的水分排到室外，使室内空气变得干燥。而这种干燥且不流通的空气恰好为细菌和病毒的繁殖创造了有利条件。若宝宝长时间待在室内，活动量减少，会使得自身抗病能力下降，很容易被病毒和细菌感染。

2 室内外的温度悬殊

当宝宝从室内的低温环境来到室外的高温环境中，其紧闭的毛孔不能及时张开，便难以通过出汗来调节体温变化。由于汗液不能及时排出体外，使宝宝体内温度增高，出现发热病症。此外，年龄较大的孩子在室外活动后，常常会满头大汗走进空调房间，而由于室内外温差过大，孩子自身的调节功能在短时间内很难做到如此之大的温差调节，从而引起伤风。

如何知道宝宝得了空调病

1 得了空调病的大孩子

年龄较大的孩子一般会告诉妈妈，说自己嗓子疼、头痛、四肢乏力等，同时会伴有发热、流鼻涕、咳嗽、打喷嚏、呕吐、食欲缺乏等症状，有些孩子也会有腹泻病症。

2 得了空调病的婴幼儿

婴幼儿表达能力较差，不能像大孩子一样告诉家长自己怎么不舒服。所以，除了有以上症状外，小宝宝还常常表现得哭闹烦躁、精神不振、拒食。

宝宝得了空调病怎么办

1 发热怎么办

宝宝出现体温增高现象时，若38.5℃以下，妈妈可采取物理降温的方法；若宝宝体温超过38.5℃，应及时就医，以防因高热引发惊厥。

2 中药治疗空调病

中药在空调病的防治中有明显优势。小宝宝可用不含酒精的藿香正气液，大孩子可用不含酒精的藿香正气软胶囊，既可发汗解表，又可温胃止呕，是公认的夏季家庭必备药物。另外，大孩子可多吃些绿豆、瓜类（西瓜、冬瓜、黄瓜、丝瓜等）、莲子、藕、荷叶等清热类药食同源的食品。生姜既可解表又可温胃，炒菜或炖汤时可以适当放一些。

 与空调病说"拜拜"

1 记住"4不要"

● 不要让孩子长时间待在封闭的空调房间。长时间待在不通风的空调房，孩子的汗腺得不到正常的刺激，其代谢功能便会受到影响。宝宝在自然环境中玩耍时，适当地出汗更有利于其生长，增加宝宝自身抵抗力。

● 不要从炎热的室外进入房间后立即打开空调并对着直吹。因为体温下降过快，易导致伤风。

● 不要认为低温有利于发热的宝宝降温。低温会使宝宝的毛孔处于关闭状态，不利于汗液流出。汗液蒸发可帮助热量散发。

● 不要认为空调病会自然恢复。空调病是诱发呼吸道感染的因素，需要治疗，应予以重视。

2 7点必做到

● 室内外温度相差不超过5℃，一般室内温度调定在26℃左右比较合适。宝宝从温度较高的室外进入室内时，最好有个温度过渡，比如进门的时候一定要把宝宝身上的汗擦干，把湿衣换掉或套上一件长袖衣服，把空调温度调高或先关掉空调。切勿让宝宝立于空调风口图一时痛快。

● 定时通风换气。每隔4个小时关一次空调，并将门窗打开，使室内外空气流通，保持室内空气新鲜。也可使用空气净化器或加湿器，保持室内湿度在50%~60%，空气检测指数在正常范围。

● 宝宝在开着空调的房间睡觉时，可适当把窗户开一条缝，这样既可以维持室内温度，又可保持室内空气流动。妈妈要特别注意保护宝宝肚脐处，应用薄单或毛巾被盖上。

● 早晚带宝宝到户外活动可促进排汗、增强代谢，同时让宝宝多喝白开水，补充水分。若宝宝不可避免地要在空调房内久留，妈妈应不时让宝宝进行少量活动或身体按摩（如搓搓手、走一走），促进血液循环。

● 夏季最好每天洗个温水澡，既保持卫生清洁，又锻炼宝宝汗腺和毛孔功能。

● 注意空调内部的清洁卫生，定期检查清理，减少疾病污染源。

● 当宝宝出现类似感冒以及腹泻的症状时，妈妈不要凭经验给宝宝吃些小药，而应该尽快带宝宝到医院就诊。

如何使用风扇

若室内使用电扇可以将室温维持在26℃左右时，那么电扇是最佳的降温方式。开电扇时，要注意让电扇对着墙吹，避免直吹宝宝。若只开电扇并不能降到26℃左右的室温时，那么便需要选择空调来降低室内温度。

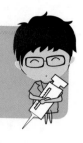

夏季肌肤也娇嫩

夏季天气燥热，宝宝皮肤外露，于是就会出现很多皮肤问题，比如晒伤、蚊虫叮咬等。为了保护宝宝娇嫩的皮肤，爸爸妈妈就要了解一些夏季宝宝护肤的常识。

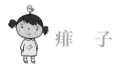 **痱　子**

痱子是宝宝夏天最大的"敌人"，常出现在额头、颈、胸、后背的皮肤皱褶部位，可以看见一些红色小丘疹（红痱），或米粒大小的水疱（白痱），有的还变成了小脓疱（脓痱）。

处理方法：以清洁止痒为主，如外擦炉甘石洗剂止痒。要看住宝宝的小手，别抓破痱子。如果那些"小痘痘"破溃，可别不当回事，应及时去医院就诊，以免引起化脓。

日常护理要点：维持宝宝皮肤清洁，每天至少沐浴一次。注意水温适宜，过热或过冷都不利于炎症恢复。此外，碱性肥皂能刺激皮肤，应该避免使用。

痱子粉大多作预防之用，适宜在宝宝沐浴后擦抹。如果痱子已经形成，最好就不要使用了，否则会阻塞毛孔。购买痱子粉时应注意选择婴幼儿专用产品。因为，有些成人痱子粉中含有硼酸，被孩子娇嫩的皮肤吸收，可能导致中毒。

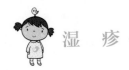

湿疹

小儿湿疹，俗称奶癣，是一种过敏性皮肤病。由于婴儿皮肤的独特特点，且皮肤发育尚不健全，故容易发生过敏反应。

患有湿疹时，宝宝身上会出现成片的、红色的、又密又粗糙的鳞状皮肤。症状轻时一般是浅红色或淡粉色的，严重时则为深红色，通常很痒。有的宝宝外耳道长了湿疹，常常痒得用手抓小耳朵，抓挠后，有抓痕和液体渗出，容易感染。

虫咬性皮炎

蚊子叮咬后通常症状较轻；而刺毛虫的毒毛刺伤皮肤，会引起大范围肿胀；蜂蜇伤后，患处红肿、灼痛或剧痒，还可能造成眼睑或唇部水肿，甚至出现发热、恶心呕吐、四肢麻木等症状。

处理方法：家长最好了解一下，宝宝是被哪种虫叮咬的。如果被刺毛虫刺伤，可先拿医用胶布粘贴皮肤，取出毒刺，再涂抹外用药；如果是蜜蜂惹的祸，因为毒液是酸性的，可局部在患处涂肥皂水、3%氨水或5%碳酸氢钠溶液；若由黄蜂蜇伤，其毒液为碱性，可涂醋酸中和。经简单处理后，若宝宝被叮咬的患处仍不见好转，应及时就医。

日常护理要点：对于轻微的蚊虫叮咬症状，涂抹牙膏、清凉油等能起到止痒作用。一旦患处肿胀，最好不要使用。

不能直接在患处涂擦碘酒或酒精，否则会引起刺痛，甚至患接触性皮炎。可以使用小儿专用的稀释复合碘溶液涂抹患处。

湿疹家庭护理要点

1. 由于湿疹怕热，因此不要给宝宝捂得过于严实，以免湿疹加重；衣服以柔软浅色的棉布为宜，要宽松，不要穿盖过多。

2. 给宝宝洗澡时不要使用含香料或碱性的肥皂，清水即可。除了使用适和婴儿使用的擦脸油外，不用任何护肤品。给患了湿疹的宝宝用一些无香料添加的保湿护肤霜是十分必要的，这样可以促进皮肤损伤的修复，恢复其屏障保护功能。

3. 应在医生的指导下使用药物治疗。如果宝宝是全身性湿疹，必须在医生指导下使用脱敏药物。

4. 对于母乳喂养的宝宝，如果患了湿疹，妈妈应找出是什么引起宝宝过敏的，并自己暂停食用引起过敏的食物。

5. 给宝宝添加辅食，尤其是含有动物蛋白的食物需特别小心，或尽量先选用植物蛋白质食物。添加某种辅食后若出现湿疹加重的情况，应暂时停止。对怀疑某些食物引起的湿疹，可以开始喂少量，再慢慢加量，使宝宝逐渐适应。

6. 作为辅食，鸡蛋是引起很多宝宝湿疹加重的一种食物，怀疑有过敏体质的孩子可以在出生后 6 个月再添加，可以先单吃蛋黄，不吃蛋白。

7. 为避免宝宝抓破皮肤而发生感染，可用软布松松包裹双手，勤观察，防止线头缠绕宝宝手指。

8. 在湿疹发作时，不作预防接种，以免发生不良反应。

湿疹和痱子的区别

痱子：针头大小的红点，凸起，有时上面有小白点（脓包），长得很密，但红点之间无融合倾向。

湿疹：湿疹的症状很多，但与痱子相比，最大的区别就是它会粘连成片，有些还会渗出潮湿液体，好转后会整块结痂。湿疹很顽固，可能会反复发作。

夏季防晒问与答

 为什么小宝宝一定要防晒?

 　　宝宝的皮肤娇嫩,虽然富含胶原蛋白,但表皮防御机能发育尚不完善,皮肤厚度也比成年人薄得多,所以更应该注意防止紫外线对皮肤的伤害。 紫外线是太阳光的重要组成部分,而对皮肤伤害较大的要属中波紫外线(UVB)和长波紫外线(UVA)。

　　中波紫外线大部分被皮肤表皮吸收,是导致皮肤晒伤、出现红斑的罪魁祸首。 而长波紫外线可透过皮肤的表皮到达真皮层,破坏皮肤脂质和胶原蛋白,是导致皮肤晒黑、老化甚至皮肤癌的元凶。

 如何选择防晒方式?

 　　物理防晒是最安全、最有效的防晒方法。 长袖上衣配长裤,再戴一个小草帽能够阻挡大部分中波紫外线。 当然,炎热的夏天让宝宝整天穿着长衣长裤并不舒服,况且适当的吸收紫外线,可以帮助宝宝自身合成维生素 D,这可是促进钙吸收的必备物质。

　　因此,建议妈妈选择在阳光比较柔和的时候再带宝宝外出,如上午 7~10 点的时间段或下午 4~7 点的时间段。 带宝宝外出时要避免太阳直射,可以选择树荫或者建筑物的背阴处活动,地面反射的紫外线就足够宝宝用了。

Q 如何正确使用防晒产品？

 A
　　对于现在市面上出售的大量防晒产品，医生认为，化学防晒是不能代替物理防晒的。 但是，在有强烈阳光的情况下，如去海边或空旷无遮阳的场地，或在户外活动 1 小时以上等，还是需要给宝宝适当涂抹防晒产品的。 需要注意的是，正确涂抹防晒产品才能起到好的防晒效果。

　　那么，怎么涂抹防晒霜才正确呢？ 首先，要在宝宝出门前15~20 分钟时，提前涂抹防晒产品，以便能在皮肤上形成均匀的防晒膜。 出汗或者淋水后要擦掉汗、水，补充涂抹防晒产品。 其次，要学会根据选用的产品计算需要补充防晒产品的时间。

　　防晒产品大多标有 SPF 或 PA。 SPF 是防晒系数的英文缩写，SPF 值越高，防护时效越长。 其计算公式是 SPF 值× 10~20，得到的结果便是该产品能够抵御 UVB 的时间段了。 如 SPF15 的防晒产品，说明能够抵御 UVB 的时间是 150 分钟至 300 分钟（15 × 10~20）。 PA（ProtectionUVA）则是指防止 UVA 到何种程度的指标，PA+ 表示有效、PA++表示相当有效、PA+++表示非常有效。 一般来说，宝宝的日常防晒选用 SPF15~30 之间，PA+~PA++之间的产品就可以了。 若长时间、高强度日晒的话，则要选择给宝宝选择 SPF30 以上，PA+++的防晒产品。

万一宝宝被晒伤了怎么办?

 　　未雨绸缪,妈妈也要学学晒伤后的处理。晒伤后宝宝皮肤的常见表现是发红发热。妈妈要在第一时间用冷水或放在冰箱冰过的冷毛巾给宝宝做冷敷。

　　如果宝宝的皮肤除了出现红、热外,还出现了红色丘疹或者小水疱,并伴有明显的瘙痒,这种症状说明宝宝不仅仅是简单的晒伤,有可能是光敏性的皮炎。此时,除了冷敷外,还是建议带宝宝到专业的皮肤科医生处寻求帮助。

食物也可以防晒?

 　　瓜果蔬菜也是能帮忙防晒的,因为瓜果蔬菜也有光敏性。宝宝们的体质不同,有的宝宝属于容易过敏的敏感肌肤,因此,对于这些敏感体质的宝宝来说,除了在挑选防晒产品时应注意进行过敏测试外,在其日常饮食中还应注意增加"防晒果蔬"的摄入,减少食入"光敏果蔬"。

　　"防晒果蔬"是指含维生素 C 比较多的蔬菜水果,如西红柿、胡萝卜、西瓜、猕猴桃、草莓等。"光敏果蔬"是含光敏类物质的瓜果蔬菜,如油菜、菠菜、白萝卜、柑橘等。

皮肤过敏小测试

　　在宝宝的前臂或手背皮肤涂抹一些防晒产品,半小时后观察皮肤反应。若宝宝的皮肤无不良反应,则说明宝宝的皮肤对此防晒产品无过敏现象。

夏季如何为宝宝选择合适的太阳镜

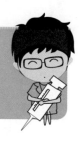

　　夏季的阳光直晒比较强烈，孩子的晶状体比成人更透明，所以比成人更经受不住紫外线的侵扰。过于强烈的紫外线还会损伤儿童角膜上皮，甚至会对视网膜造成灼伤。因此，为了保护好宝宝稚嫩的眼睛，为宝宝选择一款合适的太阳镜是细心的妈妈要考虑到的。

　　年轻时尚的妈妈们不要随便给宝宝选配太阳镜，如果选购不当，非但保护不了宝宝的眼睛，还可能让宝宝的眼睛受到额外的伤害。一些儿童玩具太阳镜尽管看上去同样拥有"茶色镜片"，但是制作工艺上没有任何阻挡紫外线的作用，由于瞳孔在光线暗的时候会自然散大一些，反而使更多的紫外线进入眼睛内。更有甚者，有些用于制作玩具太阳镜的材料在太阳光的作用下，反而会对孩子眼睛造成更加严重的伤害。戴太阳镜的目的是为了避免宝宝的眼睛受到强光或不可见的有害紫外线的刺激，减少进入眼睛内的紫外线光，从而避免对眼睛产生的危害，所以一定要选择有明确防紫外线功能的眼镜。

　　选择适合儿童的镜片颜色也是至关重要的。儿童眼科专家建首选灰色或烟色，因为它们引起的色彩畸变最小，色感最佳，利于宝宝们玩耍时候的安全。其次是绿色或棕色。应尽量避免选择黄色或红色镜片。

　　选购儿童太阳镜除了要注意镜片的颜色外，也要了解太阳镜镜片的材质。最佳的保护性镜片应是用高质量的光学玻璃或塑料制成的。塑料比玻璃更耐冲击，而且宝宝使用安全性高，但缺点是表面容易磨损。因此，在购买太阳镜的时候，可以对着光检验镜片是否有划痕、纹理、气泡、斑点等缺陷，以免影响佩戴后的视物效果。此外，还要检查两片镜片的颜色是否一致，否则会影响宝宝的立体感和自身定位感。

镜架最好是选用牢固的塑料或金属制成的，这样宝宝在佩戴时耳朵、鼻子、太阳穴都会比较舒适。深色的镜架要比浅色的好些，因为浅色镜架产生的亮度可能会损害视力。

家长若想要带宝宝到海边或山上度假，或者冬天带宝宝到户外滑雪，就需要为宝宝购买紫外线过滤度达到 4 级的儿童太阳镜，只有这样才能在"强光条件"下，给予宝宝眼睛必要的保护。

由于目前儿童太阳镜紫外线过滤度标识缺乏统一标准，市场上出售的许多儿童太阳镜都没有提供相关说明，让家长难以判断好坏。因此，建议家长到正规眼镜店为宝宝选购太阳镜，并向有资质的光学技师进行相关咨询。

要注意的是，即使是最好的太阳镜也不能长时间佩戴。因为宝宝的视觉功能还未发育成熟，仍需要明亮光线及清晰物象刺激。长时间戴太阳镜，眼底黄斑区不能得到有效的刺激，会影响视觉的进一步发育，严重者甚至可能导致弱视。

如果宝宝不戴太阳镜，怎么在夏天防紫外线伤害呢？避免在中午 12 点到下午 2 点，即紫外线最强的时候带宝宝出门或在太阳下暴晒。如外出应尽量选择戴宽檐帽遮阳，不让太阳光直接照射到眼睛。

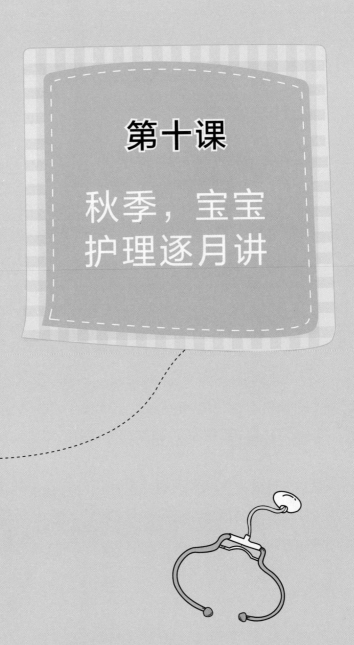

第十课

秋季，宝宝
护理逐月讲

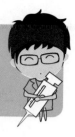

宝宝秋季护理要点

秋季气候干燥，早晚温差明显，宝宝的健康可能会出现不少问题，需要妈妈的精心护理。下面针对不同月份的宝宝给出了相应的护理建议。

0~1个月的宝宝，补充鱼肝油

对于秋季刚刚出生的新生儿来说，过不了几个月就要进入冬季，冬季寒冷，不能把宝宝抱出室外接受阳光的哺育，因此秋季就要通过鱼肝油及时补充维生素 D。一般来讲，出生后半个月即可以开始补充。

1~2个月的宝宝，注意别受凉

入秋后天气转凉，宝宝对外界环境的适应能力和自身调节能力都还比较差，所以要特别注意防止宝宝受凉。但也不可过早添加衣物和被褥，因为初秋气温还不是很稳定，如果过早为宝宝添加衣服，会使宝宝难以适应。

2~3个月的宝宝，耐寒锻炼好时机

初秋时节正是宝宝锻炼自身耐寒能力的好时机。如果天气刚刚转凉，父母就把宝宝捂起来的话，宝宝的呼吸道对寒冷的耐受性就会非常差。

等到了冬季，宝宝稍大一些的时候，从妈妈体内获得的免疫球蛋白大部分会消失，而宝宝自身的免疫球蛋白还没有完全产生，因此对病原菌的抵抗力会比较弱。

3~4个月的宝宝，户外活动要坚持

即使秋天天气凉了下来，宝宝也要坚持户外活动，增强自身耐寒能力和呼吸道抵抗病毒侵袭的能力，为寒冷的冬季做准备。

不要急于给宝宝添加衣服，继续保持每天 2 小时以上的户外活动，不要急于关窗关门，不要让室内室外温差过大。

4~5个月的宝宝，珍惜秋阳补维 D

如果宝宝能在秋季多晒晒太阳，体内便会储存一定量的维生素 D，到了第二年春季，就不容易缺乏维生素 D。

5~6个月的宝宝，春捂秋冻慢加衣

秋季，父母不要早早地关窗关门，把宝宝捂起来，这对宝宝是很不好的。父母应该让宝宝做耐寒锻炼。如果穿得太多，宝宝一活动就会出汗，很容易烦躁，如果护理不当，还容易感冒。

另外，要警惕秋后蚊子。秋季的蚊子咬人更厉害，要注意防止蚊虫叮咬宝宝。

6~7个月的宝宝，爱咳嗽

天气转凉，有的宝宝开始咳嗽，嗓子里总是好像有很多痰，爱长湿疹的宝宝更是如此。通常，妈妈会认为宝宝患了气管炎，开始吃药打针。结果，吃了一冬天的药，咳嗽也没好。

其实，宝宝咳嗽并非感冒或气管炎，主要是因为气管分泌物变多了。天气一凉，就会这样。如果一看宝宝咳嗽，就不敢带宝宝到户外，但这只会使气管分泌物变得更多。

实际上，户外锻炼是很重要的，尽管宝宝嗓子里呼噜呼噜的，但并不妨碍进行耐寒锻炼，而且锻炼还会改善这种状况。

7~8个月的宝宝，易多痰

秋季痰鸣是指呼吸时嗓子发出呼噜呼噜的声响，摸摸宝宝的前胸和后背，父母会感到宝宝像小猫一样发喘。

秋季痰鸣是否需要就医，要看具体情况。痰鸣一般有两种可能：小儿体质问题和支气管哮喘前期。因体质问题而造成痰鸣的宝宝，多为渗出体质，即虚胖、爱出汗、长湿疹、起风包；不爱吃蔬菜水果，爱吃甜食，只喝加奶的水；大便发稀；对鸡蛋牛奶过敏；户外活动少等。对于这样的宝宝，解决痰鸣的根本办法不是药物，而是多参加户外活动，增加运动量，锻炼耐寒能力。但如果是支气管哮喘前期的痰鸣，父母就要带宝宝到医院就医，遵医嘱服药治疗。

8~9个月的宝宝，喝奶一定要适量

不要因为此时宝宝食量变大了，就拼命给宝宝吃，这会使孩子积食，导致消化不良。父母应该根据孩子的身体发育状况和营养需求调整食量，合理喂食。

9~10个月的宝宝，不要总往医院跑

随着天气逐渐转冷，宝宝可能出现咳嗽或喉咙有痰的症状，但其实只要宝宝精神好，不发烧，饭量不减少；睡觉时出气很粗，但不会憋醒；咳嗽严重时可能会把饭吐出来，但吐后精神还可以，不影响吃饭的话，家长就不必过于担心，不用总带宝宝去医院。等到春天暖和了，喉咙中的痰就会消失。

等到宝宝1岁半以后，这种情况会有好转迹象。

10~11个月的宝宝，冷热不均易感冒

夏末秋初，气温变化大，时冷时热，一天之中，往往早晚凉爽，正午闷热，这个月份的宝宝活动最大，如果不能及时增减衣物，就会造成凉热不均，易患感冒。

秋季湿度下降，空气逐渐干燥，应多给宝宝补充水分，注意保持室内的湿度。

11~12个月的宝宝，活泼好动易出汗

孩子出汗时不要马上脱掉衣服，应该让孩子静下来，擦干汗水之后再脱掉一件衣服。不要让宝宝饮用冷饮，应该给宝宝喝温度适中的白开水。这样不但可以预防感冒，还有益于胃肠道健康。

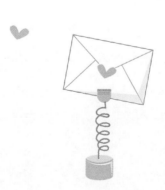

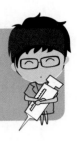

秋天不上火的应对方法

"孩子就是上火了""这孩子火太大"……夏末秋初，妈妈们总把"火"字挂在嘴边。那么，我们常说的"上火"是什么呢？"上火"的具体症状有哪些呢？在秋冬过渡的季节，宝宝又该如何避免"上火"呢？

什么是"上火"

我们平时常说的"火"和中医里所说的"热"是属于同一概念，只是程度不同，"热为火之渐，火为热之极"。五脏六腑均可有"热"，但宝宝最常见的是"肺热"和"脾胃热"。

宝宝为什么会"上火"

中医里有 6 种致病因素，分别是风、寒、暑、湿、燥、火。这些致病因素原本是存在于大自然中的正常气候，但超过一定程度后就变成了致病因素，如秋季本来属燥，秋季又对应肺脏，这就是我们常说的"秋燥"，意思就是比其他季节干燥。如果燥得特别厉害，我们就发现患病的人多起来，且多伴有口干、眼干等肺燥的症状，这时燥就变成了致病因素，也可以叫作燥邪。宝宝阳气盛，"小儿为纯阳之体"，燥与热（火）同属阳邪，所以，宝宝在秋季容易上火，尤其是"肺火（肺热）"。

夏末秋初，天气变化无常，早晚温差又大，再加上空调使用多，宝宝会容易热着或是凉着，或是近期没有休息好，喝水少，又或是宝宝饮食过于油腻，进食过多肉类或油炸的食物，都可能使宝宝"上火"。在这里要特别引起注意的是，有些家长觉得自己的孩子没怎么食肉，为什么也有食火呢？这是因为宝宝素体脾胃较弱，"脾常不足"，食用过多的食物，即使是面食也容易造成积食，时间久了，食积化火，也就是俗称的"食火（脾胃蕴热）"。

此外，食母乳的婴儿，在母乳与奶粉的过渡期间，由于个人体质和对奶粉成分的不适应，有些宝宝在换奶粉之后也较容易出现上火的现象。

 ## 宝宝"上火"的表现有哪些

从中医的角度来说，宝宝由于年龄小，"肺常不足""脾常不足"，所以宝宝最常见的便是呼吸道和消化道方面的疾病。

中医讲五脏六腑之间是有联系的，一脏有热，很容易影响到其他脏腑，表现出来的临床症状互有交叉。故平时家长一般比较难分辨出宝宝"上火"到底是属肺火、心火、肝火，还是脾胃有火。但若宝宝出现眼睛发红、眼屎多、鼻腔出热气、烂嘴角、口腔溃疡、流鼻血、肚子胀、打嗝、嘴巴有味、脾气不好、大便干，或者小便发黄、有味、发浑、量少等，便可以判断宝宝是"上火"了。

 ## 宝宝"上火"了怎么办

中医与西医不同，中医讲究"未病先防"，也就是说宝宝虽已有"热"，但在"热"还未达到诱发炎症的时候，我们就及时将"热"解除，避免宝宝生病。"祛热"在中医中便是"清热解毒"，也就是我们常说的"去火"。

1 多喝水

秋天"秋燥"，人体本身就容易缺水，因此应及时为宝宝补充水分。家长应随时提醒大孩子喝水，让孩子养成喝水的习惯。对于4~6个月以上，已经添加辅食的宝宝，应在两顿辅食之间，适当为宝宝补充水分。

2 饮食平衡

尽可能避免食用易上火的食物，如牛羊肉和鸡肉都应少吃，猪肉和鸭肉可以适量吃。避免食用烧烤类食物，以及香辛料烹制的食物。

可以适量多吃蔬菜和水果，包括梨、瓜类、苹果、香蕉、奇异果，百合；而桂圆、荔枝、杧果等水果应少食。

宝宝对于零食的摄入也应控制，食用过多也容易上火。家长在给宝宝选购奶粉时，应注意包装上的成分表，尽量选购与母乳相近的奶粉。

3 作息规律

无论是饮食、睡眠，还是排便都应该有规律。给宝宝养成定时排便的习惯，让宝宝每天定时上卫生间，刚开始可能宝宝排不出来，只要每天定时坚持，便可以养成每天定时排便的好习惯。

4 及时增减衣物

避免因凉着了、热着了而导致宝宝"上火"。早晚温差大，若带宝宝外出，家长可以随身为宝宝带上件小外套。

小食材，大疗效

1 ## 菊花芦根饮

原料：菊花 10 克，鲜芦根 50 根。

做法：将菊花与鲜芦根同煮，半小时后关火，即可饮用。

作用：利咽、利尿。

2 ## 绿豆百合粥

原料：百合少许，大米、银耳、绿豆各适量。

做法：将百合、银耳、绿豆与大米同煮成粥即可，但应注意的是，百合应少量，否则会影响口感。

作用：润肺、润燥。

贴心小纸条

若宝宝出现发烧、腹泻等症状，说明宝宝已经生病，超出了"未病先防"的范畴。此时家长就不要再在家中为宝宝"去火""泻火"，应及时带宝宝来院就医，以免耽误病情。

秋季补水、润燥、贴秋膘

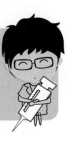

 天干气燥，要补水

1 补水理由

秋天空气干燥，使得宝宝体内新陈代谢所需的水分量增加，若没有及时补充足够的水分，宝宝的呼吸道黏膜得不到滋润，容易造成呼吸道免疫力下降，进而增加感染呼吸道疾病的概率。

2 补水食物

富含水分的蔬菜有萝卜、黄瓜、马蹄、茄子、西红柿、冬瓜等（瓜茄类蔬菜含水量往往较其他蔬菜更高）；富含水分的水果有梨、石榴、橙子、苹果以及柚子等。

贴心小纸条

秋天可多吃一些芋头、莲藕和山药。吃辅食的宝宝，家长可以将这些食物打成泥状，添加到宝宝的辅食中。1岁以上的宝宝，妈妈可以将这些食材煮粥、熬羹或是煲汤，并以此让宝宝多摄入些水分，对一些不喜欢喝水的宝宝，这也是一个不错的补水方法。

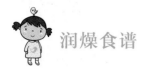

润燥食谱

1 润肺美食

秋季，宝宝最常患的就是呼吸道疾病，所以下面为家长推荐了一些润肺的食材，有助于宝宝呼吸道疾病恢复期的康复。这些食材有梨、银耳、藕、百合、马蹄、蜂蜜等。

● 百合

百合对因秋季气候干燥而引起的多种季节性疾病有一定的防治作用。鲜百合具有养心安神、润肺止咳的功效，对病后虚弱的宝宝非常有益。

推荐吃法：百合可煮粥、煮糖水、蒸、炒，百合银耳羹具有滋阴润肺、健脾生津的作用。

● 秋藕

秋季的藕脆嫩多汁、甜味浓郁，容易消化，富含铁、钙等微量元素，植物蛋白、维生素、淀粉含量也很丰富，有明显的补益气血、增强人体免疫力的作用。

生吃藕有清润的功效，尤其适合上火的宝宝，对防治秋燥有独特的效果。熟藕有益胃健脾、养血补虚，特别适合脾胃虚弱或处于病后恢复期的宝宝食用。

推荐吃法：莲藕的常见吃法多为凉拌、炒、蒸、煲汤，海带排骨煲鲜藕是不错的选择。

● 梨

梨富含水分、多种维生素和矿物质，具有生津解渴、润肺去燥、清热降火、止咳化痰之功效，特别适合秋天食用。

吃生梨能明显解除上呼吸道感染所出现的咽喉干、痒、痛，以及便秘、尿赤等症状；用梨煮饮则有滋润喉头、补充津液的功效；蒸梨可以起到滋阴润肺、止咳祛痰的作用。

推荐吃法：蜜糖炖雪梨是调理咳嗽燥热的良方，特别是对肺燥引起的咳嗽效果更佳。

2 健胃美食

腹泻也是宝宝在秋季的常见病之一，所以妈妈应该更加注意保护宝宝娇嫩的胃肠道，给他们补充更多的营养物质。润肠的食物有木耳、萝卜、南瓜、木瓜、梨、柚子、芋头、山药及杂粮等。

● 芋头

芋头营养丰富，富含淀粉，还含有丰富的蛋白质、碳水化合物及钙、磷、铁等微量元素。芋头质地软滑，容易消化，有健胃作用，特别适宜脾胃虚弱者食用，更是秋季里婴幼儿的食用佳品。

推荐吃法：将芋头去皮、洗净后切成丁，与玉米粒掺到一切与粥同煮。

● 萝卜

萝卜含有较多的水分、维生素 C 和一定量的钙、磷、碳水化合物，还含有少量的蛋白质、铁等有益成分，具有清热化痰的功效。初秋吃萝卜，能祛除盛夏时节心中的虚火，并迅速恢复元气。萝卜生吃熟食效果不同，生吃具有止渴、清内热作用，熟食可消食健脾。萝卜能够调理脾胃，对秋季常见的消化不良、风热型感冒、扁桃体炎、咳喘多痰、咽喉痛等疾病也有辅助治疗作用。

推荐吃法：萝卜以炖食最好。可将白萝卜削皮、切段后放入锅内隔水蒸 15 分钟，然后锅内倒入高汤和调料，小火炖至入味。

 贴秋膘，防冬寒

1 贴秋膘的理由

贴秋膘是指在秋天时，适当地给宝宝多吃一些含油脂丰富的食物，储存一定的热量以应对冬季的严寒天气。但对于大肥肉和油炸类食物，妈妈还是应避免给宝宝食用，以免给宝宝的消化道增加一些不必要的负担。

2 贴秋膘食物

富含油脂的植物类食材，如烹调用的植物油、牛油果、现磨芝麻酱、花生（对花生过敏的宝宝禁食），以及各类坚果；富含油脂的动物类食材有禽畜肉、排骨、鱼类、鸡蛋、全脂奶制品等。

以上食材的烹调方式，应以蒸、煮、炖、煨为主，这些烹调方式比较适宜秋燥的气候特点。

贴心小纸条

以上食谱对于吃辅食的宝宝要视辅食添加情况吃，1 岁以上则可以吃。

宝宝秋季饮食要"粥"到

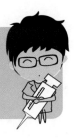

中国人自古就有喝粥的传统习惯。粥是用谷类等为原料,加水煮成的,还可以加入各种辅料,熬出各种各样的粥来。今天,粥的作用已不仅仅是用来充饥和调剂口味,而是上升为辅助补充营养、保健和调养身体。

对于宝宝来说,粥易于消化吸收,是宝宝添加辅食、调剂胃口、调理脾胃、补充营养(如补铁、补锌等)、让食物多样化的重要食物。

下面介绍几种食疗粥,供家长参考。

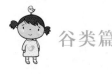 谷类篇

1 大米粥

大米是我们日常生活中主食的来源之一,为我们提供人体必需的热量。它含有比较多的膳食纤维和钙、磷、铁、锌、硒等。煮大米粥省时、方便,大米粥吃起来滑润爽口。

2 小米粥

小米含有 β-胡萝卜素和维生素 B_1。小米煮粥能健胃消食、补虚健脾、和胃清热,同时也能给宝宝补充必需的营养。

3 小米玉米糁粥

玉米可调中开胃，小米又极富营养，煮成的粥味道鲜美、口感好、益处多，宝宝一般都爱喝。

4 小米薏米粥

薏米具有清肺除热、健脾止泻的功能，为药食两用食物，再与小米一起煮成粥，有利宝宝调理脾胃。

5 小米红豆粥

红豆含有较多的膳食纤维，可以润肠通便、清热解毒、健脾益胃，与小米一起煮粥既富营养，又健脾益胃，同时也有润肠通便的作用。秋天可以给宝宝吃一些小米红豆粥。

6 多宝粥

小米、大米、玉米糁、红豆、大枣、百合、薏米等。家长根据宝宝的具体情况适当搭配，可以起到营养（如氨基酸）的互补作用。

 调理胃肠功能篇

1 苹果粥

熟苹果有收敛的作用，可辅助缓解腹泻，对轻度消化功能紊乱者可起到调理作用。苹果富含维生素 A、维生素 B_1、维生素 B_2、维生素 B_6、维生素 C、维生素 E 等以及钙、钾、锌、磷等，还能促进肠道内铅、汞、锰的排出，苹果中的苹果酚有抗氧化作用。苹果与大米、小米或玉米楂煮在一起，既可作为辅助食品的一部分，又可以调理脾胃，可谓一举两得。

2 山药小米粥

山药可调理脾胃虚热、泄泻，培补脾胃，与小米同煮，共同起到补虚健脾的作用。

3 山药苹果粥

小米或大米与山药和苹果一起煮粥，既可以补充营养，又能培补脾胃、调理胃肠道功能的紊乱，且味道甜美，宝宝一般都爱吃。

4 山药大枣粥

大枣营养丰富，含有糖类、果胶、有机酸类等多种成分及一些微量元素，能补益脾胃、养血安神。经常适量吃些大枣有利于宝宝提高免疫力、增强体质，对预防贫血也有一定帮助；而山药则有健脾补肺、调理脾胃虚弱泄泻、协助改善食欲等功效，与各种粮食一起煮粥可起到培补脾胃和增强营养的作用。

5 山药薏米粥

薏米为药食两用谷类，它有清肺除热、健脾止泻的功效，与山药及一到两种谷物同煮，有利增强脾胃虚弱功能，妈妈可以定期给宝宝煮些山药薏米仁粥吃。

生长发育营养粥

1 鸡肉粥

取鸡胸脯肉少许，洗净后切成细丁，加入煮好的大米粥或小米粥内，再煮 10 分钟，即可食用。

鸡肉中富含丰富的蛋白质，且其蛋白质中富含人体所需的氨基酸，有助于满足宝宝快速的生长发育需求。鸡胸脯肉中含有较多的 B 族维生素，具有消除疲劳、保护皮肤的作用，很适合宝宝秋季食用。

2 鱼泥粥

将鱼刮鳞，取净鱼刺，鱼肉剁成细末，加入煮好的粥内，搅拌，再煮 10 分钟，加入几滴黄酒在粥内，搅匀即可食用。

鱼肉是优质蛋白，肉质细嫩、易于吸收，含有一定量的不饱和脂肪酸、维生素 A 及矿物质等，有利于促进宝宝的生长发育和视力发育。经常食用鱼类，还有助于宝宝的智力发育，身体健壮。

3 肉末粥

将瘦肉洗净剁碎为肉末，加入煮熟的粥内，再将肉末煮熟，即可食用。

各种动物的瘦肉部分，如牛肉、猪肉、羊肉等均为优质蛋白，含有一些铁和锌元素，是宝宝生长发育之必需品。

增强体质补铁粥

1 大枣粥

大枣与小米或玉米楂等粮食一起煮粥即可。

大枣营养丰富，可补益脾胃、养血安神。其含有糖类、果胶、有机酸类多种成分及一些微量元素，经常食用有利于提高免疫力、增强体质，对预防贫血也有一定帮助。

红枣由于含糖量较高，大便秘结、内热的宝宝不宜食用。

2 板栗粥

如果使用生板栗，要剥开坚硬外壳，取其黄色果肉、切成约黄豆大的小粒，与小米、大米或玉米楂等粮食煮成粥食用。

板栗淀粉含量较多、热量较高、脂肪量较少，鲜品中富含维生素 C、维生素 A、B 族维生素和钙、铁、磷、钾等矿物质。

栗子生食难于消化，熟食时易滞气，故不可食用太多，消化不良、温热体质的宝宝也不宜食用。

3 肝泥粥

取鸡肝少量，洗净切碎，加入已煮熟的大米、小米或玉米楂粥内，再煮 10 分钟至肝泥变熟，即可食用。

禽类肝脏内含有维生素 A 和铁元素，多次少量食用，对轻度生理性贫血可起到补益作用，其含有的维生素 C 和微量元素硒，能增强宝宝的免疫反应。

鸡肝含有丰富的蛋白质、钙、磷、铁、锌、维生素 A 和 B 族维生素，具有维持正常生长和生殖机能的作用，能保护眼睛，维持正常视力。

值得注意的是，动物肝脏不宜食用过多，以免摄入过多胆固醇。

4 菠菜粥

将菠菜用开水焯过、切碎后，加入煮熟的粥内，即可食用。

菠菜可以养血止血，含有一定量的铁元素、膳食纤维、维生素、胡萝卜素等。胡萝卜素在人体内会转变成维生素 A，可提高免疫力，促进宝宝生长发育。

由于菠菜的草酸含量较高，一次食用不宜过多。

智慧宝宝补锌粥

1 坚果粥

将坚果捣碎与其他粮食同煮为粥即可。

坚果品种繁多，且富含不饱和脂肪酸与饱和脂肪酸，对宝宝生长发育、增强体质、预防疾病都有极好的功效；而维生素 B_1、维生素 B_2、维生素 B_6，维生素 E 及钙、磷、铁、锌等对脑部发育很有益处。

2 牡蛎粥

煮粥时，将牡蛎与各种粮食同煮成粥即可。

牡蛎的肉为优质蛋白，含有 18 种氨基酸，其中包括了人体所需氨基酸，营养丰富，富含铁、锌元素，且有滋阴敛汗的作用。

但妈妈要注意，牡蛎不宜与糖同食。

3 紫菜粥

将紫菜揉碎在已经煮好的粥内，搅匀，即可食用。

紫菜中含有的海带胶有利于人体内汞、铅等有害微量元素的排出，而其中含有的铁、锌、碘和胆碱等，可增强记忆，促进骨骼生长，提高宝宝免疫力。

紫菜不宜多食，并且消化功能不好的宝宝也不宜多食，容易导致腹泻。

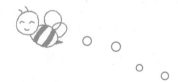

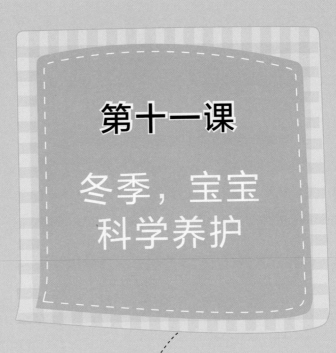

第十一课

冬季，宝宝
科学养护

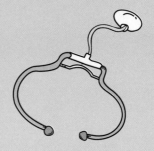

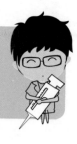

冬季怎样补钙才科学

冬天天气转凉，宝宝接触阳光的机会减少，因而从阳光中摄取维生素 D 的量也随之减少。如何为宝宝补钙成了妈妈们最关心的事情。以下是补钙的一些常见问题。

虾皮补钙吗

虾皮只能作为补钙的一种辅助手段。

虾皮里的确含有丰富的钙，但是虾皮里也含有大量的钠，不适合 1 岁以内的宝宝多吃。而且现在的海洋（尤其是近海）污染很严重，虾皮里可能含有一些有害物质，比如汞、铅。所以建议父母在给宝宝吃虾皮前要用温水泡几次，去掉过多的盐分。另外，由于宝宝一天摄入的虾皮数量有限，不能完全满足宝宝对钙的需求，因此，虾皮只能作为宝宝补钙的一种辅助手段。

宝宝需要吃含钙量高的钙制剂吗

无论每片钙制剂含有多少钙，宝宝每天只吸收自身所需要的量。

宝宝每天需要多少钙就会在食物或者药剂里吸收多少钙，多余的钙会被排出体外或积存在身体的某个部位。如果每天补的钙太多，剩余的就会在宝宝体内积存起来，引起肾脏等器官钙化的不良反应。因此，给宝宝补钙适量即可。一般 1 岁以内的宝宝如果每天能喝够 500 毫升的配方奶粉，再额外补充 200 毫克的钙就可以了；1 岁以上的宝宝每天大概需要补充 300 毫克~400 毫克的钙，但每天也要喝够一定量的奶制品。

骨头汤补钙吗

单纯靠大骨头汤补钙不能满足宝宝生长发育对钙的需求。骨头里含有一定量的钙，但由于钙不完全溶于水，所以骨头汤里溶出来的钙含量非常少，单靠这点钙无法满足宝宝的每日所需。而且建议不要给半岁以内的宝宝喝大骨头汤，如果宝宝习惯了这种较浓口味的食物，以后可能就不喜欢吃清淡的东西了。

妈妈请注意，6 个月的宝宝正处在快速生长发育期，如果误入补钙误区，将会给宝宝的发育带来不利的影响，建议在医生指导下给宝宝正规补充钙剂。

每天喝奶可获得充足的钙吗

奶中的钙很容易吸收。如果奶量足够，宝宝通过喝奶可以获得足够的钙，但是要注意维生素 D 的补充。用喝奶的方法补钙可以考虑，但是妈妈要计算好奶中的含钙量，确保能够满足宝宝生长发育阶段对钙的需求。如果配方奶中已经添加了维生素 D，那么宝宝就不用额外补充了。

让宝宝吃不添加维生素 D 的钙片可以吗

维生素 D 在钙的吸收过程中起决定性作用，补钙的同时要补充维生素 D。由于各个地区阳光的照射时间和情况不尽相同，不同季节阳光的强度和每天的日照情况也有很大不同，因此很难说清一天中宝宝需要晒多长时间的太阳才能获得足够的维生素D。因此，建议北方的宝宝在补钙的同时补充维生素D直到2岁；南方的日照情况相对好一些，一般只要在半岁以前坚持每天适量补充维生素D即可。另外，维生素D的代谢过程中需要一定量的维生素A的帮助，因此在北方，2岁以内的宝宝建议服用维生素A+D制剂。

 ## 钙水可以作为宝宝的饮用水吗

把钙水当作白开水给宝宝喝，宝宝习惯了这种比较甜的口味，就会不喜欢喝白开水了。建议父母在宝宝口渴时还是给宝宝喝白开水，而钙水可以选择在固定的时间来喝，不要把钙水当作宝宝的饮料。另外，经常给宝宝喝有甜味的水，其中的糖分会损伤宝宝的牙齿，也会不利于宝宝养成喝白开水的好习惯。

 ## 选择液体钙比固体钙吸收好吗

钙的形态与吸收率没有关系。人体对于钙的吸收是一个非常复杂的生化过程，无论是液体钙还是固体钙都要经过胃肠道的消化，才能被人体吸收。因此，液体钙只是比固体钙口感好一些，容易吞咽，喝起来更方便而已，但是液体钙比固体钙好吸收的说法并不存在。

 ## 钙锌可以同补吗

钙锌同补，会相互干扰彼此的吸收比率。由于钙和锌都是2价离子，如果同时补充，二者在宝宝体内会相互竞争，对钙与锌的吸收都有影响。

比较好的办法是，钙和锌分开补。补钙的最佳时间是晚上睡觉以前，因为宝宝在夜里睡眠过程中会分泌大量的生长激素，钙的补充可以帮助宝宝骨骼的生长发育，而且宝宝在夜里的胃酸分泌相对较多，有利于钙的吸收。而锌可以在白天的某个时段进行补充，一般钙和锌的补充间隔时间至少要在 3 小时以上。

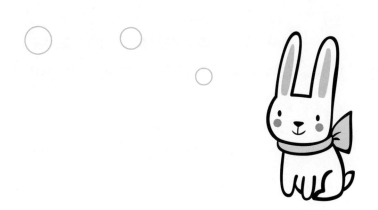

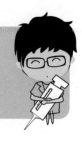

预防冬季感冒，
小儿推拿帮帮忙

一到冬天，许多妈妈就为宝宝感冒而苦恼。小儿推拿是一种以各种不同的推拿手法代替针药防治疾病的方法，疗效快且无任何副作用，妈妈们不妨学一学，试一试。

 手部穴位

1 补脾经

健脾胃，补气血，增强体质，增加宝宝食欲。

[穴位位置] 在宝宝的拇指桡侧缘（即拇指外侧，不靠近食指的那侧为外）。

[推拿手法] 将宝宝的拇指弯曲，妈妈用自己的拇指沿宝宝拇指桡侧（外侧）边缘由指尖向指根方向直推，连续推200~300次。

2 补肺经

补益肺气，防止风寒之邪侵袭，提高宝宝抵抗力。

[穴位位置] 在宝宝的无名指末节螺纹面（即无名指指肚）。

[推拿手法] 握着宝宝的无名指，妈妈用拇指在宝宝的无名指螺纹面旋推（即画圈按揉），连续推200~300次。

3 补肾经

中医认为肾为先天之本，补肾经能增强体质，提高抵抗力。

[穴位位置] 在宝宝的小指末节螺纹面（即小指指肚）。

[推拿手法] 握着宝宝的小指，妈妈用拇指在宝宝的小指螺纹面旋推，连续推 200~300 次。

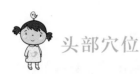

头部穴位

1 揉囟门

可安神通窍，对缓解轻微感冒、鼻塞流涕效果很好。

[穴位位置] 在宝宝头顶部，是头部额骨和顶骨之间的一个菱形间隙，一般情况下囟门会在宝宝出生 12~18 个月后闭合。

[推拿手法] 揉囟门时，妈妈最好先把自己的掌心搓热，然后用掌心轻揉宝宝的囟门，一般连续揉 30~50 次。注意手法要轻揉，不可用力按压。

2 揉迎香

宣通肺气、通利鼻窍；可以预防和缓解感冒，或由过敏性鼻炎引起的鼻塞流涕、打喷嚏等症状。

[穴位位置] 在宝宝的小鼻翼外缘，鼻唇沟处。

[推拿手法] 妈妈用食指和中指在此穴位上轻轻按揉，一般连续揉 30~50 次。

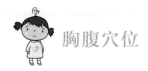 胸腹穴位

1 揉膻中

宽胸理气，止咳化痰，经常按揉不仅可以预防外感疾病，对治疗宝宝咳嗽、哮喘也很有效。

[穴位位置] 在宝宝的胸骨正中，两个小乳头连线的中点。

[推拿手法] 妈妈用拇指或中指在宝宝的膻中穴上按揉，一般连续做 50~100 次。

2 摩腹

健脾和胃，理气消食；每天给宝宝揉揉小肚子，既能促进消化吸收，又能促进新陈代谢，对预防疾病很有好处。

[推拿手法] 摩腹的操作方法比较简单，妈妈先把手掌搓热，四指并拢，在宝宝的腹部轻轻按摩 5 分钟左右。

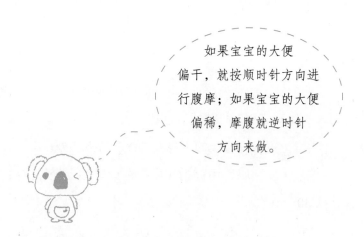

如果宝宝的大便偏干，就按顺时针方向进行腹摩；如果宝宝的大便偏稀，摩腹就逆时针方向来做。

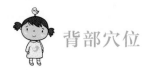 背部穴位

1 揉肺俞

调理肺气、补益虚损、止咳平喘，是预防和治疗宝宝呼吸系统疾病必不可少的穴位。如果宝宝经常感冒、咳嗽或患有哮喘病，每天按揉此穴位可有效缓解病状。

[穴位位置] 肺俞穴在宝宝后背上，第三胸椎左右旁开1厘米~2厘米处。

[推拿方法] 妈妈用两个拇指分别在左右两个肺俞穴上按揉，一般连续按揉100次左右。

2 揉肾俞

滋阴壮阳，补益元气；对呼吸道反复感染、经常生病的宝宝，每天按揉肾俞穴可以培补元气、增强体质。

[穴位位置] 在宝宝背部的第二腰椎，左右旁开1厘米~2厘米处。

[推拿方法] 和肺俞穴一样。妈妈用两个拇指分别在左右两个肾俞穴上按揉，一般连续按揉100次左右。

与揉肺俞同时来做，既能补气又能固本，相得益彰。

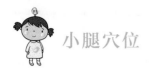

小腿穴位

1 按揉足三里

健脾胃、通经络、调理气血。足三里是大家都比较熟悉的穴位，也是保健养生、防治疾病最常用的穴位。

[穴位位置] 足三里穴在宝宝小腿上，在外膝眼（即膝盖外侧的凹陷处）下方2厘米~3厘米，用手按压有一个凹陷小坑。

[推拿手法] 妈妈用拇指按揉穴位时，可稍微用一点儿力，一般连续按揉100次左右。

妈妈在为孩子推拿时要保持手法的轻柔。如果宝宝哭闹不肯，则不要强迫宝宝或强硬进行按揉。小儿推拿应在一种轻松愉快的气氛下进行，如一边为宝宝讲故事，一边按揉穴位；或是在与宝宝游戏中完成这些穴位的推拿。

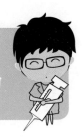

冬天，宝宝只能窝在家里吗

天气渐渐转凉，冬季即将来临，很多家长减少了宝宝户外活动的时间，甚至把宝宝整天圈在家里不出门。家长之所以会这样做，一方面是怕孩子外出受风寒，另一方面是觉得宝宝在家也动个不停，活动量够大了，没必要出去跑。那么，在冬季里宝宝们到底有没有必要进行户外活动呢？

 ## 冬季孩子也要进行户外活动吗

答案是肯定的。冬季时，到户外晒太阳、活动筋骨对宝宝们来说不仅是重要的而且是必不可少的。因为适应力和抵抗力是在多变的环境中锻炼出来的，而不是在温室中捂出来的。

事实上，在冬季，家长不但不应该减少宝宝的户外活动，反而应该创造条件让宝宝多出门。这样宝宝不仅可以呼吸新鲜空气，还能逐渐耐受温度的变化。因为若宝宝身体经常受到寒冷的刺激，可以增强心肺功能，加速新陈代谢，促进身体的生长发育，同时，还能够提高机体耐受力和抗病能力。

宝宝在户外进行跑跳、攀爬等大运动量的活动时，能够发展他们的大肌肉的力量，利于身体协调性的提高，而这正是宝宝在家中小范围活动时，很难实现的。

此外，户外大强度的活动还能增加宝宝的肠蠕动，刺激食欲，有利于消化吸收。而且，日晒可以促进钙质的吸收，有利于骨骼发育。

哪些户外活动适合宝宝呢

户外活动的内容要取决于宝宝的年龄大小以及身体状况。如果是几个月的小宝宝，出来晒晒太阳，呼吸一下新鲜空气，让身体逐渐适应冷空气的刺激就可以了。稍大一些的宝宝自主活动能力较强了，这时就可以进行球类游戏、攀爬游戏、骑三轮车、滑滑梯等活动，下雪了还可以打雪仗、堆雪人。

冬季宝宝进行户外活动多长时间为宜

对于很少出门的宝宝，在冬季进行户外活动时，是需要一个逐渐适应的过程。刚开始的户外时间不宜太长，每次 10~20 分钟，最好选择阳光较好的中午时分。若宝宝耐受得好，可逐渐延长时间或增加频次，直至每日 1~2 小时或者更长（可以分 2~3 次进行）。

冬季宝宝进行户外活动前后应注意些什么

活动前要做些准备，由室内到室外气温骤降，会使皮肤和肌肉收缩，关节和韧带僵硬，让人觉得伸不开手脚。所以，在户外活动前，家长可以先带宝宝做些热身活动，随着孩子肌肉、关节舒展开，心肺进入运动状态，不觉得冷以后，再逐渐增加运动量。

活动时，要注意保暖，避免受凉。若宝宝出汗的话，家长应及时擦干宝宝头部的汗。

刚刚做完运动时，由于血液循环很快，身体正在迅速散热。此时虽然感觉不到寒冷，但毛孔是张开的，而且随着汗液的蒸发会带走大量的热量，冷空气很容易侵袭身体，造成隐性伤害，所以要根据活动情况及时增减衣服。

当冬季气温很低时，在户外如需接触金属的健身器械，要给宝宝戴好手套。体弱的宝宝，锻炼进程要慢。

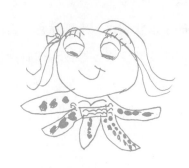

冬季宝宝娇嫩皮肤的4大天敌

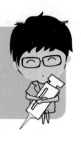

　　冬季，宝宝娇嫩的肌肤容易干燥受损，冬季里的4大肌肤伤害包括嘴唇干裂、痱子、皲裂、冻疮。那么，哪些皮肤伤害是需要在冬季里重点攻克的呢？

1 嘴唇干裂

　　嘴唇干裂是冬天最常见的皮肤问题。嘴唇干裂是由于秋天干燥，嘴唇水分蒸发增多，又得不到及时补充。特别是小宝宝身体抵抗力较低，体内多种维生素缺乏时，嘴唇皮肤的细胞很容易凋亡，形成细碎的竖条状裂纹，出现嘴唇干裂的情况。严重时，可累及宝宝嘴唇皮肤的真皮层，导致毛细血管破裂，出现嘴唇出血的现象。当宝宝嘴唇干裂时，可能会因为疼痛而咧嘴哭闹，而哭闹时张力的破坏作用可导致宝宝嘴唇的裂口进一步扩大，反而加重了疼痛感。

　　有的宝宝因为感觉到干燥的嘴唇不舒服，便会用舌头去舔干裂处，试图通过唾液局部湿润干燥的嘴唇。但事实上，唾液并没有很好的滋润作用，很快水分又被干燥的环境带走，造成宝宝再次去舔。久而久之，宝宝就会形成习惯性的舔舐，不仅会造成嘴唇干燥的范围扩大，还有可能形成舔舐性的唇炎。舔舐性唇炎的典型症状通常表现为：沿着嘴唇边缘，呈现出圆圈状分布的红肿干裂。

防范对策：适当多喂水，通过多进食蔬菜、水果来补充多种维生素和水分。已经干裂者，要制止孩子用舌头舔吮嘴唇，并及时向医生求助。可以适当应用儿童专用的润唇膏。有妈妈推荐给宝宝吃鱼肝油时可涂一些在宝宝唇上，或者用茶油也有不错的效果。为了保持嘴唇的湿润性，可在宝宝睡觉前涂上润唇膏，一夜的滋润作用可以帮助宝宝的嘴唇在白天保持湿润。

2 痱子

不少人误以为痱子只在夏季有，其实不然，痱子不是夏天的专利。有些父母担心宝宝挨冻而保暖过头，把宝宝捂得严严实实的，加上宝宝皮肤的汗腺和血管都尚处于发育中，散热功能较差，故当环境温度升高时，皮肤难以及时调节体温，这样汗出不畅同样会导致痱子纷纷"破土"。

宝宝起痱子是由于毛孔被堵塞，而引发的急性炎症性皮肤病。宝宝起痱子时，皮肤上会出现针头大小的红色丘疹或丘疱疹，且密集成片。其中，有些丘疹的主要表现呈脓性且伴有强烈的痒感，多发生在宝宝的颈部、胸背、肘窝、腘窝等部位。

防范对策：既要给宝宝保暖，又不要穿得太多，宝宝的衣服宜选用吸水透气的纯棉服装，贴身衣服不要穿颜色鲜艳的化纤服装。活动中要及时用柔软的小毛巾擦拭汗液，保持干爽。

3 皲裂

冬季空气干燥，气温低下，与宝宝的体温相差较大，容易引起孩子皮肤失水，进而导致皮肤起皱、发红、脱屑，甚至出现裂口。宝宝肌肤出现皲裂的情况，是由于各种原因导致的皮肤干燥。

皲裂是指在手部、足部的皮肤出现的可深达皮肤肌层的皮肤裂隙性疾病，在老年人和成人更为常见。多发生在手部和足部是由于这些部位经常暴露在外，最容易受到干燥的影响。

防范对策：要注意补水，以白开水为妙，少喝果汁型饮料。如果嘴唇已经皲裂，先用暖湿的小毛巾敷在嘴唇上，让嘴唇充分吸收水分，然后涂抹润唇油。同时要让宝宝多吃新鲜果蔬。一旦小手皲了，可先把小手放入温水中浸泡几分钟，待皲裂的皮肤软化后，再用无刺激的香皂洗净污垢，擦干后涂上护手霜。

4 冻疮

当寒冷与潮湿结伴而来，湿、冷两种因素"狼狈为奸"，造成皮肤血管发炎，冻疮便"闪亮登场"。冻疮和皲裂不同，它是由于皮肤长期或短期极度暴露在寒冷潮湿的环境中形成的，一种以皮肤发红（初期）或暗紫溃烂（后期）为表现的炎症性皮肤病。

在我国长江以南无供暖区域和东北三省环境温度极低的地区多有发生。宝宝皮肤的含水量大于成人，更易发生冻疮。

防范对策：第一，父母应注意在宝宝的日常饮食里，多添加维生素及脂肪含量丰富的食物，如牛奶、猪肉、蛋黄、动物内脏、胡萝卜等。第二，外出时，应注意保护容易生冻疮的部位，如手、脚和脸部。外出前可给宝宝的脸部抹上一层薄薄的儿童护肤霜，并按摩一下小脸蛋，再戴上手套，穿上柔软舒适的棉鞋。第三，有意识地锻炼宝宝的抗寒能力，如多带宝宝去户外活动等。若开空调，不要将温度调得太高，要逐渐缩小室内外的温差，以免骤冷骤热引起皮肤冻伤。如果皮肤已经冻伤，应及时向医生寻求帮助。

重点防护小部位

秋冬季，宝宝们主要的皮肤护理任务是保湿，但也不要忘了必要的清洁和锻炼皮肤的自我适应能力，尤其是宝宝最娇嫩部位的严防死守。

1 小屁屁

臀部的护理和夏天基本相同。但要注意，在秋冬，由于寒冷干燥的环境与臀部的湿润相互交替的作用，宝宝的臀部更易发生尿布疹，甚至干裂、冻疮等。建议父母在秋冬季节也要坚持及时给宝宝换尿布。清洗后需要涂抹含润肤保湿成分的护臀霜。穿开裆裤不论对男宝宝还是女宝宝都是陋习，还有增加感染机会和增加冻疮发生的危险，因此不建议给宝宝穿开裆裤。

2 鼻部（呼吸道）

秋冬季是呼吸道疾病高发的季节，咳嗽、发烧十分常见，且时常反反复复。爸爸妈妈被宝宝的呼吸道疾病折磨得焦头烂额。在秋冬季，宝宝较弱的呼吸道，更易受到细菌和病毒的侵袭，所以更需要加倍悉心的呵护。通过加湿保温呼吸道，提高呼吸道自身的抵抗力，能有效地抵御细菌病毒的入侵。

对于年龄较小的宝宝，建议每晚临睡前用温湿的毛巾罩住口鼻呼吸一会儿，睡觉后房间暖气上放水或打开加湿器。年龄大一点儿的宝宝除了使用加湿器以外，还可以在临睡前洗漱时增加10分钟左右的时间，用湿热毛巾来熏口鼻，也可以用小广口杯倒上半杯温热水，让宝宝将口鼻罩在杯子上加湿呼吸道。

冬天洗"泡泡浴"对孩子皮肤的影响

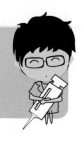

家长会发现,很多孩子都爱洗"泡泡浴",所以家长每次给宝宝洗澡时都涂上沐浴乳,让宝宝在洗澡的时候也能享受乐趣。其实,在干燥的季节,尤其是北方这样的天气,在洗澡时常用沐浴乳,反而容易损害宝宝娇嫩的皮肤,引发皮肤干燥,甚至导致瘙痒症的出现。

建议家长给没有任何皮肤问题的宝宝挑选经过安全检测、符合"弱酸-中性"pH值的婴幼儿专用沐浴乳,这是因为碱性过大的沐浴乳容易伤害到宝宝皮肤表面的"脂膜",破坏幼嫩肌肤的防护能力。

至于正确的使用沐浴乳的次数,在冬天或特别干燥的季节,每周最多使用一次即可,而且也不宜频繁地给宝宝洗澡。如果有的家长愿意每天给孩子冲澡,建议应该用清水冲洗,每次5分钟即可,水温保持在36℃~38℃。每次洗澡后,不管有没有使用沐浴乳,都应该给宝宝擦上有滋润作用的润肤露,这样才能保护恢复宝宝皮肤表面的"脂膜"功能。

对于患有湿疹等病症的"问题皮肤"宝宝,家长更应该挑选去掉刺激成分的沐浴乳。最安全的方法是,使用由专业皮肤科医生开具的经过安全测试的医用洗浴液,其中包含的温和成分可以有效避免刺激,以免加重宝宝的肌肤问题。

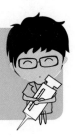

宝宝抗严冬，美食来帮忙

冬天来临，天气开始转凉，寒风凛冽。要怎样给宝宝的小小身体储备足够营养，来抵御寒冷的考验呢?

 ## 冬季，哪些食物不能给宝宝吃呢

1 冷饮

包括冰牛奶、冰果汁、冰激凌等，都容易刺激并损伤宝宝的胃黏膜，不要给宝宝尝试。

2 过于油腻的食物

2~3岁的宝宝容易因爱吃肉、饭量不规律、喜欢吃零食、不爱喝水等情况，而出现胃肠功能紊乱的症状，即积食。因此，太油腻的食物和零食，易让宝宝在冬季里离健康越来越远。

3 寒凉食物

主要是指中医理论中较为"寒凉"的食物，如苦瓜、茭白、竹笋等，不要过多给脾胃虚弱的宝宝吃较为寒凉的食物，偶尔添加即可。

冬季温暖食谱推荐

1 山药芡实羹

原料：山药50克，芡实20克，山楂100克，冰糖30克。

做法：

①芡实加水浸泡1天后煮软，打碎成浆。

②山药去皮蒸熟至软烂，碾成泥。

③山楂去核切碎，加冰糖、水，小火熬软至汁变浓，滤去皮渣，取汁。

④将山楂汁、山药泥和芡实浆混合成羹状。

2 西蓝花猪肝粥

原料：大米、猪肝、西蓝花、胡萝卜各适量。

做法：

①西蓝花洗净，掰成小朵；胡萝卜去皮切成菱形小薄片；猪肝切片；大米洗净煮粥。

②另烧一锅水，水中放一点点盐与油煮开。

③先后下西蓝花和胡萝卜片焯1~2分钟，捞起沥水待用。

④猪肝事先卤好，备用。

⑤当粥渐渐变浓稠时，下入卤好的猪肝片，煮10分钟。

⑥下西蓝花和胡萝卜片煮5分钟左右，根据宝宝的年龄加生抽或盐调味即可。

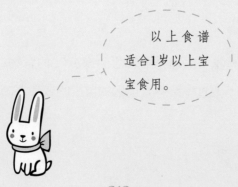

以上食谱适合1岁以上宝宝食用。

冬季饮食问与答

 宝宝可以吃火锅吗?

 　　冬季吃火锅，温暖又温情，如果想让小家伙也参与这热热闹闹的场景，需注意几点：

　　给宝宝选择白汤、西红柿、菌汤等锅底，避免辛辣对胃肠黏膜的刺激和伤害。

　　宝宝不必用蘸料，汤底中的调味料已经部分渗透入食材。

　　荤素搭配。先涮淀粉类的食物如粉条、土豆等，再涮蔬菜，最后涮肉。这样的顺序更利于宝宝消化。

　　涮好的食物凉凉再吃，避免烫着宝宝的口腔和消化道。

 冬季冷,给宝宝的辅食里加些肉,是不是就能抵抗寒冷了?

 　　抵抗寒冷，需要在总能量摄入充足的前提下，摄入足够的帮助御寒的营养素。在供能营养素中，糖分和中链脂肪酸的供能速度较快，蛋白质和其他种类的脂肪供能相对较慢。所以，谷薯类食物是御寒的基础，仅仅多加些肉，效果不够满意。

春节期间，孩子应注意些什么

春节很容易暴饮暴食、生活不规律。妈妈们应注意要让宝宝吃得健康、玩得高兴，基本保持平日生活规律，为节后春天的快速生长发育做好准备。

 ## 节日期间应该怎么吃

- 奶制品不要忘，它是宝宝生长发育的基础。
- 蔬菜多样化。
- 水果适量吃。
- 各种肉类都不多吃，吃法以煮、蒸、炖为好。
- 每日进餐习惯不改变。
- 避免大鱼、大肉无限制。
- 不要吃得过饱、过多、过杂，以免积食。
- 甜品不多吃。
- 从小不吃膨化食品。
- 油炸、烘烤食品尽量少吃或不吃。
- 腌制食品不利宝宝健康成长。

现在很多宝宝喜欢喝饮料，尤其是春节前不少家庭都会采购许多饮料，引得宝宝不喝白开水，此时家长要以身作则，少喝饮料、少买饮料。

- 白开水是最好的饮料。

- 节日期间可以少喝一些鲜榨的淡果汁。

- 节日期间定时给孩子饮水，要喝够每日的量。

- 切勿让孩子喝酒。

贴心小纸条

中外科学家都认为，一些膨化、烘烤、油炸食品多为高糖、高热量、高脂肪、高味精（四高）食品，并可能含有反式脂肪酸、丙烯酰胺等有害物质，长期食用会伤害孩子的大脑，造成永久性伤害，影响孩子的注意力和记忆力，导致营养不均衡，影响孩子身高发育。

 ## 外出旅游该注意什么

- 如果有外出旅游计划，要根据孩子的年龄大小、体质、健康状况（患有中耳炎儿童不宜乘飞机）等量力而行。

- 如果孩子是第一次外出旅游要格外小心，要选好目的地，旅途不要太长、两地温差不要太大。

- 按孩子平时生活习惯备好食品、餐具，包括一些小玩具等。

- 了解当地气候条件、气象预报，给孩子备好衣服、鞋帽等。

- 准备一些孩子常用药品，如退热药、益生菌、抗感冒药、止咳药、口服补液盐等。

- 如有可能，应事先了解一下当地的疫情，出发前做好相应疫苗接种，以免陷入被动局面。

春节期间，孩子的起居习惯一定不要打乱，孩子从出生后建立起来的生活、饮食、睡眠规律是家长和孩子一起共同努力形成的条件反射，此时的这种条件反射并不稳固，一旦被打乱会给孩子带来焦虑、不安、烦躁、食欲缺乏、睡眠不稳、抵抗力下降，甚至出现呼吸道及消化道感染等，会给家人带来不安。节日过后也许还会出现一段时间的"节后综合征"，给家长和孩子健康带来不利的影响。所以，家长要减少节日带给孩子的负面影响，让孩子平安地度过一年一度的春节！

 ## 节日期间孩子身边的一些隐患

第一，春节期间，家长会带着孩子去逛公园、商场、庙会等，这些地方人多拥挤，孩子也很容易受到外界新奇事物的诱惑。一旦家长疏忽，自我保护能力弱的孩子最容易发生的事故就是走失。减少去拥挤的地方还可以避免孩子被挤伤或者感染各种疾病。就餐、游玩、购物时，家长一定要照顾好孩子，平时也要教育孩子外出时不要乱跑。提前教会孩子说自己的名字、父母的名字、家庭地址等，或者给孩子配上写有相关信息的小胸牌。万一孩子走失，可以请商场服务台广播找人，向保安详细叙述孩子的特征、丢失场所。也可以拨打110寻求援助。

第二，大商场都会有扶梯，相邻两台自动扶梯间一般留有空隙，这条窄窄的空隙就可能对孩子造成危险。幼儿的协调能力不好，且两三岁正是淘气的时候，所以在乘坐自动扶梯时，千万不要让孩子放开家长的手或者离开父母视线。如果孩子发生意外高空坠落，家长应赶快送孩子去医院。此时，家长要保持冷静，不要随意搬动孩子，防止对颈椎等造成损伤。可轻声呼唤孩子，看孩子意识是否清醒，等待专业医护人员的救援。

第三，春节期间购物吃饭时坐电梯或通过旋转门的机会比较多，孩子有可能将手伸进电梯或门的夹缝中。应教孩子懂得如何安全乘梯，乘坐电梯时不要打闹跳跃，不要玩弄楼层按钮，不要让孩子站在电梯门的边上。经过旋转门时，家长要注意孩子的衣物、围巾等是否被门卡住，以免绊倒或夹住孩子。若孩子手指因夹伤而血肿及疼痛，应立即用冷毛巾或冷水袋湿敷伤处。如果指甲脱落或怀疑有指骨骨折，应到医院检查和治疗。

第四，游乐园里好玩的项目很多，但也会藏着很多危险隐患。比如，安全带没有系牢，玩不适合其年龄的游乐项目等。游乐项目一般都会注明适合孩子的年龄，家长要先留意安全提示，为孩子选择适合的游乐项目，不要由着孩子的兴致来。3 岁以内最好不要单独玩游乐项目，在需要安全带的情况下，一定要检查安全带的牢固程度，并仔细给孩子系好。如果只是小的碰伤擦伤之类，可到游乐园的医务室做简单处理。如果情况严重，要赶快送到医院或拨打 120 抢救。

第五，游乐园有鬼屋、海盗船等恐怖或惊险刺激的游戏，受惊吓的孩子会出现"怕鬼""做噩梦"等症状，也可能让识别能力不强的孩子从此缺乏安全感。所以家长选择此类游戏要慎重，并应该陪孩子一起参与。同时，要在事前告诉孩子可能会出现哪些吓人的场景，并且强调这些都是假的，让孩子心理上有所准备。如果发现孩子受到惊吓，家长要试着让他描述害怕的东西。在了解清楚孩子害怕的原因之后，鼓励孩子不用害怕，并告诉他爸爸妈妈会保护他。有必要时求助儿童心理医生。

第六，烟花爆竹有很大危险性，每年都有不少孩子因此而受伤。在燃放烟花爆竹时，一定要让孩子站在安全的位置，确保有大人看着，孩子不会随意走动或跑动。必要时可戴防护眼镜，以免发生眼外伤等事故。千万不要让孩子拿着放完的烟花爆竹互相打闹。爆竹可能对孩子造成烧、烫伤，且容易引起感染，家长要及时带孩子去医院处理。如果炸伤后有异物留在体内，不要擅自拔除。如果弄伤了眼睛，要拿干净的蘸了盐水的纱布盖好，并尽快去医院治疗。

 节后宝宝积食怎么办

春节之后，"过饱、饮食不节制"成为儿科门诊最常见的问题。宝宝在节日期间吃了许多油腻、不易消化的食物，或者大量进食，出现口臭、手足发烧等各种不适症状。这与儿童腹壁薄，脾胃功能较弱等原因有关。如何在节日过后，让宝宝"受伤"的脾胃得到休整和调理，成为很多家长关心的问题。

积食表现：口臭、手足发烧、肤色发黄、精神萎靡；在睡眠中不停翻动，有时还会咬牙；食欲明显不振；常说自己肚子胀，肚子疼；鼻梁两侧发青，舌苔白且厚，口气中有酸腐味；有恶心、呕吐等症状。

在春节期间，孩子往往主食和零食都吃得比较多，导致胃肠道的负担较重，容易出现积食。如果外出时再受到冷空气的刺激，很容易发生胃肠道痉挛性收缩。此外，节日期间作息不规律也可能引起孩子的肠胃不适。

如果积食时间较长，没有及时治疗，可能使孩子脾胃功能严重受损，导致营养不良和生长发育障碍。发现孩子积食时，家长不要强求孩子和平时吃一样多的食物，要停止一切不好消化的食物，忌油大的食物，以稀饭、面条等比较清淡容易消化的食物为主。饮料则最好喝白开水，不要让孩子再喝碳酸饮料。此外，积食的孩子在室外活动时要特别注意不要感染或着凉。

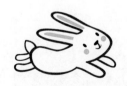

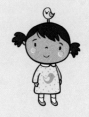

第十二课

宝宝的心理
小秘密

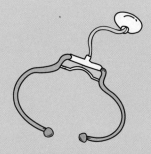

宝宝为何总对手指"情有独钟"

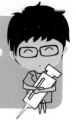

作为妈妈,你是否也被这样的问题困扰过:"为什么宝宝总是吃手,我就不明白这手指有什么好吃的呢? 又没有味道,还不卫生。我该怎么办呢?"宝宝为何总是对自己的手指"情有独钟"呢?

 ## 宝宝为什么会吃手

小宝宝从2~3个月起就爱把自己的手放在眼前晃动,双眼盯着看。当手碰到嘴边时,就出现了吮吸的动作。当宝宝4个月时,便会开始把整个手塞到嘴里了,逐渐伸进2~3根手指进行吮吸,习惯了又减为吮吸1根手指,且多半是拇指。

婴儿吮吸手指往往发生在饥饿未得到满足,以及想睡觉的时候。婴儿吮吸手指时情绪愉快,显出十分舒适满足的样子。其实,4~5个月的婴儿喜欢吮吸手指,并不见得是一种坏习惯,因为这种行为表示宝宝的身心发育开始进入了一个重要阶段,即手眼协调逐渐形成,手功能的分化已经开始。

1 0~8个月宝宝通过吮指来探索

其实,喜欢吃手指头或咬其他东西,并不是意味宝宝肚子饿了、想吃东西了,更不是像有人所说,是宝宝手指甜的原因。宝宝吃手指是在了解自己的能力,是对外界积极探索的表现。这个行为说明宝宝支配自己行动的能力有了很大提高，婴儿能用自己的力量把物体送到嘴里是很不容易的。

宝宝吃手指还标志着他手、口动作互相协调的能力发展到一定水平，且吸吮手指对稳定婴儿自身情绪也具有一定的作用。当宝宝肚子饿、疲劳、生气的时候，吮吸自己亲密的手指就会安定下来。

其实，父母在这时候是没有必要阻拦宝宝吃手的。不许婴儿吮吸手指，反而会引起宝宝的不满、哭吵，甚至情绪波动。大多数婴儿随着月龄的增大，接触的事物越来越多，手眼协调和手功能会更熟练，可以取拿周围新奇的东西摆玩时，就会逐渐淡化"看手"和"吮吸手指"的游戏，这种行为自然就会逐渐消失。

所以，做父母的要认识到孩子吃手指、咬东西的意义，不要强行阻止这一行动，只要宝宝不把手指弄破，在清洁和安全的前提下，不必阻拦宝宝吃手。否则会影响婴儿手眼协调能力及抓握能力的发展。破坏宝宝特有的自信心。

2 8~12个月继续吃手有危害

虽然吸吮手指对早期婴儿有一定的益处，但一般到八九月龄后，宝宝就应该不再吸吮手指了。健康的宝宝多在六七个月大的时候开始出牙，如果吮指这种习惯仍未停止，则吸指处的牙便可能萌出不足，而造成上下牙之间有一个指头大小的空隙。

此外，孩子经常吮指的话，由于不断地进行吮吸动作，两侧颊部收缩使牙齿排列形成弓状变窄，上前牙前突，同时由于手指的牵引，还可以引下颌前突畸形。因此在孩子6个月后，父母一定要注意孩子的行为。

3 1岁以上吃手要纠正

宝宝 1 岁以后如果还出现吮吸手指的行为就要算作不良习惯，要设法加以纠正。到 2~3 岁以后，这种现象大大减少，但是有一部分儿童在饥饿、寂寞无聊、焦虑不安、疼痛或身体不大舒服的时候，仍然会吮吸手指。如果偶然发现这种行为，或持续时间不长，属于正常现象，随着年龄的增长会逐渐消失。但如果随着年龄的增长，孩子依然吮吸手指玩乐，说明孩子出现了行为上的偏移。如果孩子这种不良行为得不到及时纠正，那么，这种不良行为就会固定下来，而形成顽固性的习惯。

如何纠正儿童吮吸手指的行为

对于已养成吮吸手指的不良习惯的孩子来说，在纠正其吃手习惯之前，父母应先弄清楚造成孩子这一不良习惯的原因是什么。

1 妈妈的喂奶方式不当

如果属于喂养方法不当，首先应纠正错误的喂养方法，克服不良的哺喂习惯。在喂奶时，如果妈妈抱孩子的姿势不当，不能使孩子躺在臂弯里感到很舒服，或喂奶的方法不正确，喂食的速度太快，没能满足孩子吸吮的欲望。即使宝宝的肚子吃饱了，但是在心理上还没能得到充分的满足，因此便会通过吸吮手指来满足自己的需要。

所以，妈妈在喂奶的时候不要心急，等孩子主动吐出乳头的时候再离开。边喂奶边观察孩子的表情，看他是不是有一种满足感，并且用胳膊来体会孩子细小的身体变化，观察他是不是躺得很舒服。如果宝宝已经能够用奶瓶喝奶了，那么一定要注意奶瓶嘴口的大小是否适中，过大容易使宝宝喝奶过程中得不到足够的满足，从而导致宝宝吃手指头。

2 吸吮手指时间较长、神情专注、吸吮欲较强

如果孩子长时间专注地吃手指头，最好的方法是了解儿童的需求是否得到满足。妈妈们可通过安抚的方法把孩子的注意力从手指转移到玩具、画册等色彩鲜艳的东西上，丰富孩子的生活，给孩子一些有趣味的玩具，让他们有更多的机会玩乐。使孩子能够更多地认知其他事物，对于大脑的发育也有极其重要的作用。

还可以让孩子多到户外活动，和小伙伴们一起玩，使孩子生活充实、生气勃勃。分散对固有习惯的注意，保持愉快活泼的生活情绪，使孩子得到心理上的满足。

针对个别孩子的吸吮欲望特别强烈，如果不能用怀抱、抚摸、玩具等方法来满足需求的话，建议各位妈妈们借用安抚奶嘴，安抚奶嘴最大的优点是能保证清洁，有了它的帮助，一般能够避免宝宝吸吮手指。不过需要说明的是，安抚奶嘴永远不能代替来自父母的关爱，一旦发现孩子吸吮手指，就不负责任地把奶嘴塞进孩子的嘴里，而不去查找孩子吸吮的真正需要，反而会适得其反，使孩子遇事更加依赖奶嘴来自我安慰和调节情绪，从而妨碍孩子的正常成长。

3 为了减轻内心的焦虑和不安全感

对于这类患儿切忌采用简单粗暴的教育方法，父母要耐心、冷静地纠正儿童吮吸手指的行为。不要嘲笑、恐吓、打骂、训斥，更不要使用捆绑双臂或戴指套强制性的方法。因为这样做，

不仅毫无效果，并且会使儿童感到痛苦、压抑、情绪紧张不安，甚至产生自卑、孤独等心理。而且一有机会，孩子就会更想吮吸手指，而使吮吸手指的不良行为顽固化。

在孩子独自玩耍一段时间后，如出现哭闹、烦躁的现象，应及时把孩子抱在怀里，用手轻轻抚摸孩子的后背，并轻声细语与其对话，这样会给孩子带来亲切和愉快的感觉。

总之，父母要正确对待孩子吸吮手指的行为。处于婴儿期的孩子吃手指头是很正常的现象，一般可采取顺其自然的原则，但如果随着孩子年龄的增长而仍然拥有这个习惯，那父母决不能袖手旁观了，应及早找出原因，正确引导孩子，帮助孩子改掉吮吸手指的不良习惯。

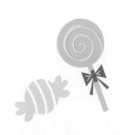

爬、爬、爬的大智慧

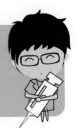

过去常听老人说："三翻、六坐、七八爬。"在宝宝一生中，早期学习爬行对他们今后体格发育、智力开发、情商培育都非常重要！

下面看看一位妈妈讲述的关于孩子爬行的故事吧。

宝宝练习爬行是从小婴儿期学习趴开始的，小宝宝在练习趴的动作时是通过抬起他们相对于身长而言的大脑袋锻炼他们颈项部的肌肉；在双手能够撑起胸部时，既锻炼了他们的腰背肌、手臂、上肢的肌肉和骨骼、韧带的力量和灵活度，又在他们可以抬起头来时头部可以自由转动180度以上，他们可以四处张望，他们看到的不再只是单调的天花板，减缓郁闷的时候不再是吃自己的小拳头，而是能够看到周围多彩的世界，他们的视野扩大了！这些刺激了他们的好奇心，调动了他们的观察力和想要去探索新事物的内驱力，于是他们没有空余时间吃小拳头了，开始努力地想移动他们的身体，向前！再向前！这样也许能拿得到他们想要的东西。

渐渐地，宝宝的双侧膝部和手臂可以支撑整个身体了，但是他还不能移动整个身体，他试着移动一侧上肢，却因没有掌握好平衡而失败，他哭了，而且很伤心！妈妈走过来拍拍他的小肩膀，说："宝宝别哭！妈妈知道你努力了，妈妈帮你再来一次好吧！"就这样一次、两次……宝宝终于可以自己比较稳当地爬行几步了，他很得意，我也很欣慰，啊！儿子，你终于会爬了，那时你才8个月呀！

为了这一天，我把客厅里所有的家具全部集中起来盖好，桌子角上带上桌角贴，准备出一块大的空间，买了大块的地垫清洁好，为的是给他一个大的空间练习爬。我又弓着身子在地垫上爬，爬向每个角落，沙发下面、书柜下面……我都亲自检查了一遍，为的是清除宝宝活动区域内不要有能够伤害到宝宝的小物件，如小别针、大枣核、小纽扣等。

每天在宝宝餐后两小时或下餐之前，我都会鼓励宝宝自己爬行10～20分钟，上午、下午一般都会安排两次，有时我会和他一起声情并茂地爬，他很高兴！过去他不喜欢练习爬行时，我会在地垫的另一端放上一个他喜欢的玩具或其他他感兴趣的物件，起初他常常示意让我去替他拿，每次我都表示我不明白他的用意，这时他常会向我发脾气，我只是笑一笑而已，还是鼓励他自己爬过去，逐渐他意识到我不会帮她，他很知趣地就会自己努力地去爬。起初的爬行类似匍匐前进，甚至是连滚带爬地去拿到他想要的东西，通过他自己的努力，他真的拿到了他想要的玩具，他高兴极了！他手里抓着玩具向我示威，言外之意是：你看！我自己也能拿到我喜欢的玩具了！

就这样，每天他都很自觉地在他的地垫上爬来爬去、滚来滚去，很是得意。偶尔也会扶着沙发靠背、椅子背晃晃悠悠地站起来，像螃蟹一样横着走两步，我也不管他。但他如果站立的时间过长，高兴时似乎还想蹦一蹦，我就会引导他和我一起爬，为的是避免他站立时间过久而加重他双下肢的负担，将来出现"X"形腿或"O"形腿。

天气晴朗、风和日丽时，我会和家人带着地垫到小区树荫下的草坪上让儿子练习爬行，儿子特别兴奋，我们也觉得晒了太阳又呼吸到新鲜空气，常常是乐不思返。

1岁时我的宝宝爬得自由自在，想去哪里就可以去哪里，当他达到他的目的时，可以在他的脸上看到自信、兴奋，看到他的成就感，他拿到他喜欢的玩具时可以翻来覆去玩很长的时间，不知他在想些什么，有时嘴里还会叨念着什么，他在观察、在思考……在想什么我不知道，但我看到他每天都很快活。

邻居张女士家的女宝宝3个月了，现在可以很吃力地翻过身来，有时似乎还想爬。张女士问我她的小宝宝现在可不可以尽早学习爬？我到她家去看过她的小女儿，她是用她的腹部和四肢在床上转圈圈，看来她很有运动的天赋。我告诉我的邻居，宝宝虽然只有3个多月大，在床上练习趴和爬时千万小心不要让孩子摔到地板上啊！此时宝宝的身边一定要有成人的关照。练习趴和爬时安全第一。不要急着让小宝宝学习爬，会翻身、会趴都是很好的现象。每天趴一定的时间，可以锻炼他的颈部肌肉的力量、锻炼他的手和上肢的力量。再过几个月，宝宝一定会向前爬行。宝宝看起来很有爬行的苗头时，可以鼓励他爬行，但千万不要拔苗助长哟。

宝宝的趴、爬也有关键期。一般从七八个月开始练习爬。爬得充分了，上下肢、腰背部的肌肉有力量了，协调能力增强了，自然爬得就自如了。慢慢地，他就会扶着沙发走几步，到1岁以后，宝宝是连爬带走。走的时间加多了，宝宝偶尔也还会爬一爬。随着宝宝肌肉力量的增强、感觉统合能力的增强，为后来的走、跑、跳打下坚实的基础。在这个过程中，他们的注意力、观察力、记忆力等都在不知不觉中得到提高。

婴儿期的宝宝经常要求家长把自己抱在怀里，在室内或公园溜一溜，很温馨。家中的老人也认为这样多抱抱孩子是疼爱他们，却不知过多地抱着他们、过多地呵护他们，使他们失去自我锻炼的机会，不利于他们的生长和发育，因为他们迟早要成为一个独立自强的人。我们要给宝宝充分的时间，让他有活动身体的时间和空间，宝宝自己不明白让他们学习趴和爬对他们成长的必要性，但家长应该学习新的育儿理念，了解爬对孩子的重要性，让宝宝在爬的过程中健康成长。

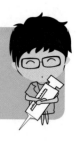

理想性格养成记

我国传统社会的性别规范通常会划分男性和女性，而我们每个人从小开始就会被套在这个小框架中：小男孩要外向勇敢独立；小女孩要温柔乖巧顺从。如果表现出某些异性独有的特质，就免不了要遭到家长的呵斥。

性格不分男女

家长不该以孩子的性别判断其应该拥有的性格。其实，从根本上讲，性别特征无所谓好坏，就如内向或者外向伯仲难分一样。人天生就是带着"双性"性格降临人世的，家长要注意的应该是避免孩子的性格走极端，而不是强制孩子表现和遵从千人一面的刻板模式。生命如花一般，每朵花的绽放都有它特有的风采，每一个家庭的爸爸妈妈都是育花的园丁，温暖、幸福、充实、民主的家庭氛围犹如松软肥厚的土壤，滋养花朵的灵魂，使它们开得丰盈美丽，而并非要改变花朵的颜色甚至去生硬地修剪花朵的形状。

性格关键在于度

对于孩子的极端性格特征，家长应及时帮助调整。但是，家长对于孩子那些看不惯的地方，就真的不管不顾吗？当然不是，如果发现孩子有极端的性格特征，是一定要及时帮助他们调整的。比如说，男孩子表现得过度依赖、顺从、犹豫；女孩子过分张狂、具有攻击性，这些极端的性格会导致他们在成长道路上挫折倍增。

固有性格优势+异性优秀品质＝完善人格

家长应积极帮助孩子保持自身特性，吸收异性品质。为了让孩子们从小慢慢形成相对完善的人格特质，"园丁"的眼睛和心灵都需要是明亮、柔软和包容的，要在内心深处确实明白：一个人既具备自身的性别优势的同时，又能融合异性的优秀品质，才是真正拥有力量和潜能的理想类型。所以家长要让孩子放松，自然地表现自己，帮助他们在保持本身性别固有的特征以外注意吸取异性的性格营养。

你希望孩子拥有哪一种未来呢

美国心理学家曾对两千余名儿童作过调查，发现一个非常有意思的现象：过于男性化的男孩（粗犷、刚强、好斗、攻击、权力欲等）和过于女性化的女孩（温柔、细腻、善解人意、依赖性强、会照顾人），其智力、体力和性格的发展一般较为片面，并且智商、情商均较低。具体表现为：综合学习成绩不理想（特别是偏科现象严重），缺乏想象力和创造力，遇到问题时要么缺乏主见、要么固执己见，同时难以灵活自如地应对外部环境。

相反，那些同时兼有男性气质和女性气质的男孩和女孩，大多在智力、体力和性格方面发展全面，并且文理科成绩均较好，往往受到老师和同学的喜爱。成年后，这些同时具有男性气质与女性气质的人既能独立又懂合作，既果断又沉稳，既自信又谨慎，能够更为灵活地行事，社会适应能力较强。

孩子为什么爱撒谎

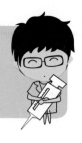

"医生，您说，宝宝为什么就这么爱撒谎呢？明明是他干的，非说是别人！"

在问这个问题之前，请每一位爸爸妈妈先回忆一下自己类似的童年经历，还要悄悄再问自己更多的问题：以前宝宝主动说真话、承认错误后，从你这里得到了什么？是居高临下的说教？是急风骤雨般的责备？还是认可之后温和的建议？又或是适度的奖励和从轻发落？

回答完这些问题，家长会突然间明白：孩子的坦率诚实与否，有时并非完全是孩子的责任。

 ## 孩子会混淆真实与虚幻的差异

儿童的内心与外在世界的疆界是相对模糊的，缺乏成人间彼此了然于心的规则和逻辑，甚至在一定程度上会混淆真实与虚幻的差异，常常会把内在的接受、期许、担忧、反抗当作真实。有时候宝宝从幼儿园回来，会眉飞色舞地讲出很多刚刚发生的有趣故事，故事中有他熟悉的老师和小伙伴们。但每每当你核查之后，会惊讶地发现，所有这些故事都并非事实，而只是发生在他内心丰富的想象里。

做"好孩子"还是做"诚实孩子"的心理冲突

　　随着孩子与成人社会的不断接触，他们会被输入很多是非观。在与同龄小伙伴相处之间，也会不由自主地产生竞争比较之心。孩子一旦有了好坏和优劣意识，那么想做"好孩子"和"想做诚实孩子"之间就会产生心理冲突。于是，设法利用语言去掩盖和否认自己认为不好的行为，也就不难理解了。

　　当孩子说谎时，父母应避免过分关注，应在理解中顺势利导。对于孩子说谎这件事，父母如果本身情绪起伏大、控制欲望强烈、家庭氛围传统严厉，要试着从改变自身开始做起。温和平静并以理解包容之心面对孩子，尽量创造民主安乐的生活环境。而那些一直以来就足够温柔耐心的父母，在听到孩子的所谓"谎言"时，更无须紧张。只需要把孩子看成是孩子，他在这个阶段不需要像大人那样确知什么是真实，这样孩子反倒会更加健康地成长。

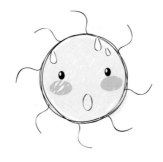

第十三课

家庭是宝宝的
第一课堂

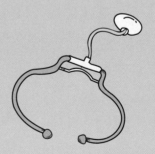

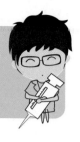

"坏妈妈"怎么带好孩子

"我有时会控制不住自己而在孩子面前发脾气、抱怨，甚至骂人，像我这样的妈妈能带好宝宝吗？""如果我平时无意识的行为伤害了孩子，我该怎么办？"

自宝宝降生的那一刻开始，他的眼睛就一直追随着我们，他观察着我们怎样做事，怎样与人打交道，怎样面对生活中的突发事件。大人的行为方式就是孩子模仿的样板，直接影响他今后的行为习惯。认识到这一点后，妈妈们不禁开始省察自身的行为，于是就有了以上的担忧。

首先，我们需要面对一个事实——人无完人。比如说，在生活中我们会因某些原因而撒一些小谎；我们难免会在孩子把一杯橙汁倒在自己刚刚完成的工作计划书上时大发雷霆——至少是大声呵斥。

妈妈们更需要知道的是，如何处理才能避免这些行为对孩子造成消极的影响，同时也使孩子对人和社会有正确的认识。

下面将为你一一详解，告诉你该如何看待自己在生活中的"坏"行为，事后又该如何"弥补"。

妈妈说谎了

 这种情况下你不必太在意

你的好朋友问你："我穿这条裙子是不是显得很胖？"你毫不犹豫地

说："不啊，挺好看的呀！"也许这只是你善意的谎言，它不仅不会毒害幼小的心灵，反而使孩子懂得不伤害别人的情感，不打击别人的自信。

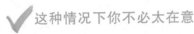 这个时候你要加倍注意

你对孩子随意敷衍和欺骗。比如，家里的小兔子生病死了，为了不让孩子伤心，你安慰道："它也许只是出去溜达溜达。"或者你们要上班前对大哭的孩子许诺："爸爸妈妈出去一会儿就回来。"虽然真实的情况会让孩子难以接受，但是不可用虚假的话应付孩子的消极情绪，否则当他发现你很久没有回来，而他的小兔斑斑早就睡在冰冷的泥土下时，他只会感到加倍的失落，还有被欺骗的感觉。

让孩子知道你以"我们家孩子病了"为借口，逃脱不想参加的公司会议。这样的行为告诉孩子：编一个谎话可以得到我想要的结果。这种行为很可能反过来用在你身上，你将无法知道他每天放学后是否直接回家，他在学校里究竟过得怎么样。

 妈妈发脾气了

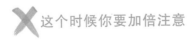 这种情况下你不必太在意

偶然情况下的情绪失控是正常的，但当情绪平复后，你需要向孩子解释你为什么会表现得如此激动。如果是对孩子发了脾气，你完全可以把自己的真实感受告诉他，比如说："妈妈刚才太累了，才会那么着急，妈妈需要你的帮助。"

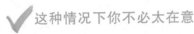 这个时候你要加倍注意

不住地抱怨，并把情绪发泄到孩子身上，经常对孩子说"你简直太

懒了，一点儿帮不上忙""你就不能让我省心"之类的话。这种态度会使孩子变得焦虑，也会因某件不顺心的事情迁怒于其他人。比较好的处理方式是让自己冷静下来，直到你能感觉到自己的情绪已经完全被理智所掌控。你完全可以要求孩子给你一些时间，让你一个人静一静。但是，这样的事情最好不再发生。

 ## 妈妈和爸爸大战了

 ### 这种情况下你不必太在意

生活中的小口角不会给孩子带来太多负面的影响，但你一定要让孩子知道：虽然爸爸妈妈会因为一些事情而生气甚至吵架，但他们还是很爱对方的。如果能让孩子看到你们是如何为了自己爱的人而做出让步，就更能帮助他理解"爱"的含义。

这个时候你要加倍注意

你们在孩子面前毫无顾忌地吵闹、侮辱对方、摔门而出，你们教给孩子的是粗鲁和相互伤害的处理方式。父母之间的敌对会让孩子感到无所适从，他可能会被"我应该站在谁那一边"或者"我怎么能让爸爸妈妈言归于好"的问题纠缠而感到苦恼。如果你们夫妻间确实有"深仇大恨"而必须剑拔弩张的时候，以最后一点理智告诉自己：我们关上门再吵！如果这种状况频繁发生，就到了该寻找解决办法的时候了。

妈妈说话不算数了

 这种情况下你不必太在意

因为不可抗力而没能履行诺言，比如你答应了孩子一定去参加他的儿童节庆祝演出，可是你的必经之路因为交通管制而被堵得水泄不通。

在不得已的情况下，偶尔失信。

在这两个前提下，不会产生很大的负面影响，而且会让孩子懂得，我们生活的世界很大、很复杂，事情的发生有时会不尽如人意。

 这个时候你需加倍注意

许下那种你根本不打算履行的诺言和奖励，比如跟孩子说："如果你这周表现好，我周末就带你去动物园。"但是你早就知道周末会加班。这样的言而无信与撒谎无异，会使孩子对你产生信任危机，而重建信任将是一个艰难的过程。如果你失约了，首先向孩子道歉，承认错误，然后重新跟他约定你会在何时何地履行自己的承诺，并且尽一切力量实现它。

 ## 妈妈骂人了

 这种情况下你不必太在意

让孩子看到你对某个人的行为表示不满没有不妥，只要你的表达方式是文明的、健康的和适度的。如果不幸被孩子听到你忍无可忍的谩骂，在你冷静后一定要解释："妈妈刚才因为太生气，所以说了不该说的话，现在向你道歉。"用优美的语言说话是　个长期的学习过程，作为父母必须要严格自律。

✗ 这个时候你要加倍注意

咒骂身边的人和事，甚至有些时候把这些词用在孩子身上。你的孩子必定会因此而受到伤害，也会变得挑剔，最终成为你的翻版。如果你是这样的父母，请你现在就下定决心改变自己的行为。在家里可以利用一些小游戏慢慢改掉坏习惯，比如，准备一个"脏话罐"，由孩子来监督，当你一时没注意说出不该说的话时，立即把说出的、尚飘荡在空气中的话写下来，然后扔进"脏话罐"紧紧地扣住。这样，慢慢地就会改掉爆粗口的习惯。

为了让孩子养成积极健康的性格和习惯，家长需要经常自我检查并勇于改变自身的行为方式。如果你是一个诚实、宽容、温和的人，又何须担心孩子学不会诚实、宽容、温和的态度呢？

父 爱 如 斯

父亲给予子女的爱深沉、厚重，父亲的爱更侧重于事业、思想、规则、冒险、坚持不懈、包容、沉稳和刚毅。父亲是将孩子引向更广阔的未来的导师。

父亲给予子女的爱，对孩子的健康成长是别人无法代替的、对子女的一生是不可缺失的（母爱更多的是生活的、具体的温情和体贴，是生活中无微不至的关爱）。

 ## 父亲在抚育孩子中的优势

父亲在养育孩子的过程中更有目的性、更理智，并能默默地以身作则，默默地影响着孩子。

父亲在养育孩子的过程中更偏重于历史故事、英雄人物、人文地理、风土人情、哲学，这对于拓展孩子的视野、丰富孩子的知识有着深远的影响（而母亲则更喜欢给宝宝讲童话、芭比娃娃和小动物的故事，这些对于宝宝来说也是重要的）。

父亲在生活习惯、处事风格上比较果断、独立、勇敢，这些都会潜移默化地影响到孩子（妈妈则比较容易妥协）。

父亲在教育宝宝的过程中比较理性，喜欢教孩子自己动手做事、自己动手做玩具，父亲更注意以身作则、善于思考、敢于创新，更注重团结合作，对宝宝的无理要求比较能够坚持原则。父亲带宝宝逛街时看周围环境多、讲解名城历史多，参观博物馆、天文馆多，买书籍多，买零食少。

父母带养宝宝各自的优势与父母所接受的教育、文化修养有些关系，但更多的是性别差异。尽管如此，父爱和母爱对宝宝健康的成长仍是缺一不可的爱，二者相互取长补短，才能带好宝宝。

 ## 父亲对孩子成长中的影响

父亲对子女性格、气质、品德、习惯，乃至整个人生都有着重要的影响，父亲在孩子教育与社会化的过程中扮演着举足轻重的作用。

看看安徒生父亲的故事：安徒生的父亲是丹麦富恩岛上一个小镇里的穷鞋匠，母亲是洗衣妇，家庭很贫穷，根本无力供养安徒生读书。镇上住着许多贵族和地主，他们看不起像安徒生这样的穷孩子，不让自己的孩子和安徒生这样的穷孩子一起玩。安徒生的父亲很生气，他告诉儿子："爸爸可以陪你一起玩。"安徒生的爸爸经常给安徒生讲"一千零一夜"的故事、读莎士比亚的剧本，经常带安徒生在大街上看埋头工作的老艺人、卖杂品的老妇们，并鼓励安徒生自己动手做一些小玩具。当然，安徒生在大街上也会看到横冲直撞的地主和贵族。父亲给予幼年安徒生所有的这些经历，都为成年后的安徒生写成《卖火柴的小女孩》《丑小鸭》等作品打下了坚实的思想基础。

由此可见，今天在有良好父爱家庭中成长的男孩，就是明天成年进入社会后有责任感、有独立思维、有创新的男人；在有良好父爱家庭中成长的女孩，长大后便会有爱心、不娇气、勇敢、思维宽阔、有远见，父亲是她一生中接触的第一个男人，父女的密切关系对她青春期接触男性和进入社会后都有着潜移默化的积极影响。

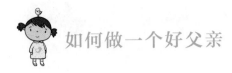

　　父亲应对家庭、妻子、子女有责任感，使家庭关系融洽。

　　父亲应有一些育儿知识，能和宝宝一起平等地玩耍，无论在室内还是在室外玩耍，都要在玩耍中熏陶、影响宝宝，使他们学会大度、包容、分享、勇敢和学会自己克服困难的能力。

　　父亲应为人正直、诚恳守信，为孩子树立榜样。

　　父亲应对子女细心、有耐心、善于和孩子沟通，尊重妻子和孩子，讲究平等、平视，是孩子的知心朋友，孩子有问题时应仔细倾听，让他把话说完，认真回答孩子的每一个问题。

　　孩子有不足时，父亲应不讥笑、不讥讽、耐心说服、不急躁、不急于求成，并作出正确的示范，让孩子明白自己犯了错误可以改好，父母是相信我的。

　　父亲平时要多与宝宝进行沟通和交流，做孩子的好朋友、好伙伴、好老师，做宝宝的第一个好导师。

　　和宝宝一起玩耍是沟通，做表率是沟通，说服是沟通，打骂也是沟通，但是不同教育方法对待宝宝，对宝宝的一生的影响是完全不同的。

　　要做一个民主型的父亲，这样教育出来的宝宝更大胆自信、更独立、善交往、会协作、较容易融入社会、有独立思考能力，将来进入社会后更容易发挥出他们的聪明和才智，成为一个受社会欢迎的国家栋梁之才！

　　总而言之，父爱和母爱都是伟大的、无私的、不求回报的，在宝宝的"养"和"育"的过程中，父爱和母爱二者缺一不可，他们应该共同抚育宝宝，共同托起我们明天的太阳。

如何帮助孩子改正错误

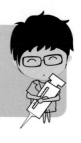

有些父母发现，孩子在做"错"事后，面对批评和指责非常抗拒、敏感，似乎从来就没有老老实实"服软"的时候，并且依然我行我素，于是苦恼和争执便由此而生。出现这种情况，爸爸妈妈们应首先考虑 4 个问题：

- 你是否了解真实的情况，你的个人评判是否准确，有无主观推测或臆断。
- 你指出问题的方式是否平静温和且合理。
- 你是否注意保护孩子的自尊心。
- 你自己是如何对待来自周围的批评和指责的。

直接的批评和指责，往往适得其反。孩子通常忘记是他的行为导致父母生气，而将注意力集中在父母大惊小怪的严厉情绪上。他将本应运用到关注自身行为的能量，转到应付成年人的情绪上，并会因此感觉深深地受到伤害。

其实在真、善、美方面，儿童的感受和判断与成人并无二致，只会更加纯粹。成人眼中的"错"事，大多数只是孩子探索世界的行为模式超出了家长的理念信条，比如：小男孩趁爸爸不在，摔碎手机想看看里面的奥秘；或者，小女孩趁妈妈一转身，就把口红直接涂在妈妈的连衣裙上即兴创作等。

面对诸如此类的"错"事，家长首先要理解孩子的感受，然后很温和地指出他举动的不当之处，而不是迎头痛斥。孩子都有很强的自尊心和理解力，会意识到自己做的事情欠妥，既而由内疚转为自我检讨。

曾有一则报道，讲冬日的夜晚一位男士因太太生病急着赶回家，进家门时却被地板上的油搞得摔了一大跤，正疼得不行的时候，抬头看见5岁的小儿子满身油污地站在面前，惊讶而歉意地盯着他和地板看，这位爸爸由此认定这是儿子的恶作剧，二话没说拽过儿子就是一顿揍。打完孩子之后就又赶忙去照顾太太，等忙过了孩子却不见了。在报警一天后，才在两三公里外的一个废弃垃圾筒后面发现了瑟瑟发抖的儿子，抱在怀里的时候，已经发着高烧的小男孩，反复说得最多的胡话竟是"妈妈病了，我帮她擦地板，爸爸为什么打我"，爸爸这才明白儿子是学着妈妈擦地，但用的却是放在厨房地板上的食用油。

除了面对成人世界，孩子还需要面对来自同伴的压力和攻击。最常发生的是两个孩子争斗，哭着来告状的孩子往往会首先博得父母的同情，但有时也许他才是挑起事端并使事态变严重的"小狡猾"，所以家长要明辨是非并且客观地分析情况，不能盲目责罚。

孩子最初的成长，是以模仿为主，有句话说得好："你希望孩子成为什么样的人，你自己首先要成为那样的人。"也可以理解为，家长是什么样的人，孩子很可能变成这样的人。因此，家长在面对孩子的顶撞和逆反情绪时，先把目光收回来，反思自己的言行。作为父母，当孩子抱怨种种不如意时，是否做到了认真倾听、抱以同情和理解呢？还是马上否认孩子的感受，指责其小题大做、不讲道理呢？

如果我们宽容孩子，允许他们有过失，帮助他们认识到自己的不当之处，鼓励他们下次做得更好，那么孩子感觉自己是被接纳的，感觉自己是有能力把握生活的人，自然就有了改进自己的信心。如果我们过于严格要求孩子，不能容忍他犯错，对他唇枪舌剑，还不容许他申辩，那么他会感觉委屈不公，也不再乐意听取父母所谓的教导，更会觉得自己失去了对生活掌控的能力。

个缺少父母耐心倾听、理解和宽容的孩子，会更难于承认错误，也不易平心静气地听取他人的意见。如果孩子抱怨被班里的同学取笑时，他需要的不是父母讲不去计较的大道理，而是希望得到父母的同情和安抚。如果我们能从孩子的角度来看待问题，理解他的内心感受，给他足够的同情，并问问他对于这些事情的想法和建议，那么孩子和父母之间的关系就不至剑拔弩张了。

家长拥有正确的自我认识和自我接纳是建立与孩子间良好关系的关键。如果父母都能看清自己并能接纳自身所有的缺点，正确对待外界的批评抱怨（甚至诽谤），那么接纳孩子并改善与孩子的关系就会容易许多。

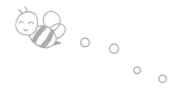

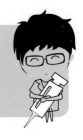

亲 子 阅 读

亲子阅读＝亲子＋阅读？

亲子阅读并不等于简单的"亲子"加上"阅读"，亲子阅读又称为亲子共读，其重点在于：是家长和孩子围绕图书展开的讨论与交流，是一种分享性的、个别化的阅读活动。这是一种亲子形式，是表达爱的途径，是情感沟通的纽带。

亲子阅读的目的是为了让孩子赢在起跑线吗

亲子阅读的确有许多优点，也有助于孩子的智商和情商发展。但是，家长并不应该只是为了让孩子不输在起跑线上才开始亲子阅读，这样会让亲子阅读变成一种形式，而孩子只会感到死板且没有乐趣，对亲子阅读感到压力，久而久之，可能会造成孩子对于"阅读"的排斥。

更多时候，家长应该把亲子阅读当成一种观念，只有父母树立了这样的观念，才能留心、用心，把亲子阅读带进日常生活中，让孩子从亲子阅读中找到快乐，使亲子阅读成为生活中不可或缺的一部分。用最温暖的形式、最不留痕迹的方法，让孩子在享受亲子阅读带来的乐趣的同时，不知不觉中变得更加优秀。

1 教会家长如何与孩子沟通

有许多父母常常不知道如何与自己的子女沟通，其实，和自己的孩子共同阅读就是很好的一种办法。亲子阅读能增进亲子间的关系，开启亲子间共同的经验、认识和话题。与孩子一起讨论书中的情节和人物的种种表现，和孩子共读书、共入情、共想象、共成长，不知不觉中，带领父母走进孩子的世界，了解孩子的想法，更可以让书中的主人公待人处事的态度，在孩子的认同过程中获得更深刻的学习。

2 用最温暖的方法、最不着痕迹的方式，让孩子掌握最重要的学习方式

亲子阅读，是帮助幼儿成为自主阅读者的重要途径，让阅读成为孩子生活的一部分。亲子阅读，从科学上来说，就是用最温暖的方法，用最不着痕迹的方式，让孩子掌握"阅读"这种人生最重要的学习方式。而且，因为学会了阅读，他会爱上阅读；因为爱上了阅读，他会在今后的学习上持久地领先，有利于一生的工作和学习。

3 让孩子涉猎多方面的知识

亲子阅读，可以使孩子涉猎多方面的知识，有利于开阔视野、增长知识、培养想象力和创造力、发展注意力等。孩子能通过阅读吸收日常生活中接触不到的信息，并逐渐形成独立思考的习惯。

4 给孩子丰富的视觉、听觉刺激

亲子阅读通过图文并茂的形式，能够给孩子丰富的视觉、听

觉刺激，这些刺激能够促进大脑皮层发育，有利于孩子听说能力的发展。

5 影响孩子人生观和价值观的初步形成

亲子阅读帮助孩子树立是非观念，培养道德准则，逐渐形成人生观、价值观。阅读会把美好的人和事物传递到孩子幼小的心灵里，就好像优良的种子撒在了孩子的心田。随着孩子的成长，幼年时撒下的良种会发芽、开花，引导孩子选择正确的人生方向。

由谁陪宝宝读

为增加亲子感情，亲子阅读最好由父母来完成，当然，其他亲近的家庭人员也可以，但主要导读人最好比较固定。越小的孩子进行亲子阅读时越需要成人的参与。亲子阅读萌芽期和准备期，主要以家长导读为主，不要过分要求孩子的正确反馈，只要孩子能够对亲子阅读活动感兴趣就可以。亲子阅读起航期和加速期，家长导读时间可逐渐减少，通过引导儿童发音、提问简单问题等逐渐让孩子在阅读活动中的地位得到提升。亲子阅读巩固期和平稳期，家长在亲子阅读中的地位蜕变为从属、倾听和陪伴。逐渐培养孩子自己阅读、思考和讨论的能力。

阅读的黄金时间

1 0~3岁的宝宝

亲子阅读的黄金时间：晚上临睡前

外于这个年龄段的宝宝，在白天时更多的是鼓励宝宝做一些户外活动或是大运动、精细运动的练习，而到了晚上，临睡前的亲子阅读可以让宝宝安静下来，为宝宝入睡做准备。

2 3岁以上的孩子

亲子阅读的黄金时间：根据孩子的自身兴趣

对于3岁以上的孩子，其亲子阅读的时间便相对灵活些。通常要根据孩子的自身兴趣，让孩子自由选择何时进行亲子阅读。不建议家长将亲子阅读时间固定在每天的某个时段内，这样反而会使孩子对阅读失去兴趣。

亲子阅读时，每次阅读多长时间

一般来讲，对亲子阅读时间的长短并没有硬性规定，主要还是要从宝宝的兴趣出发。当家长发觉孩子有些坐不住或是瞌睡了，便可以结束这次的亲子阅读。但从呵护视力的角度来讲，一般建议阅读时间不超过20分钟。

亲子阅读：选择更适合孩子的读物

家长应该根据孩子的年龄和心智发育特点选择适合孩子的亲子读物，既不能落后于孩子的发育要求，也不能过分超越孩子的理解能力，以免影响孩子阅读兴趣的形成。下面让我们来看一看不同年龄段孩子的发育特点以及适合的亲子读物。

1 0~6个月的宝宝（亲子阅读萌芽期）

发育特点：视网膜细胞逐渐发育成熟，辐辏反射从无到有；尚不能做到手眼协调，对色彩和小物体的分辨能力较弱，视深度不足；尚处于语言产生准备期，语言理解能力差，仅能分辨语音差别而不能辨别语义。

推荐亲子读物：出生可以练习注视大的黑白色图片，逐渐过渡到含单一图形、单张的彩色图片。图片质地可多变（如厚纸图片、布书等），让孩子拿在手中感觉"纸张"的不同质地。时间不宜过长，图片出示或者悬挂位置不要固定。主要培养短期注视和手掌抓握能力。

2 6~12个月的宝宝（亲子阅读准备期）

发育特点：辐辏反射、色彩辨别、视深度、手眼协调能力进一步加强；可长时间坐；语言理解能力处于发育早期。

推荐亲子读物：准备大的彩色单一图片和塑封厚纸片书。通过指认图片练习建立语义和"实物"的联系，通过翻阅厚页纸书锻炼手指精细运动。

3 1~2岁的宝宝（亲子阅读起航期）

发育特点：明确指代和正确发音逐渐出现并增多，语言交流处于初期，手眼协调能力有所提高。

推荐亲子读物：继续卡片认物练习，同时准备图片内容、故事情节、语言表达都很简单的故事书。阅读要少量多次，重复导读。通过固定、简短的亲子阅读时间，初步培养阅读习惯。

4 2~3岁的宝宝（亲子阅读加速期）

发育特点：词汇进一步丰富，语言表达能力逐渐加强，会重复语句并用简单句子表达要求，情绪更加丰富，对韵律和语境接受和理解度增强。

推荐亲子读物：准备图片内容简单、有一定故事情节、语言有韵律感的故事书。反复导读并请宝宝复述，可以通过提出和故事情节相关的简单问题来初步诱发孩子的简单思考能力。亲子阅读时间宜固定，时间可稍延长，巩固阅读习惯。

5 3~6岁的宝宝（亲子阅读巩固期）

发育特点：词汇量飞速发展，语言表达能力精进，出现自发有意义言语，理解能力精进，自主思考能力出现，记忆能力出现，且长时记忆能力逐渐增强。

推荐亲子读物：准备有一定故事情节、语言语境较为丰富的故事书。边导读边提出问题诱发儿童思考和简单作答以锻炼孩子的思考能力。要求复述简单的故事情节，锻炼孩子的记忆能力。可以开始教授常用汉字、简单数学等常识。固定阅读时间养成阅读习惯。

6 6岁以上的孩子（亲子阅读平稳期）

发育特点：学龄期，开始接受学校教育。语言表达较为流利，思考能力精进。

推荐亲子读物：除课业负担外，可以选择儿童喜爱的分类书籍进行导读，培养自己阅读、读后和家长讨论的能力。

让孩子在亲子阅读中找到乐趣

1 源于读物本身的乐趣，增加宝宝的兴趣度

● 洗澡书

适合：小婴儿

洗澡书，顾名思义，就是可以一边洗澡一边阅读的书。其材质多半是塑料等防水材料，让妈妈给宝宝洗澡的同时，也可以进行亲子阅读，让宝宝轻松快乐地感受到阅读的乐趣。

● 布书

适合：年龄小的宝宝

相较于其他书，布书的最大优势就是不易被小宝宝撕坏，而且对宝宝视力的损坏相对较小，若不小心弄脏了，还可以直接清洗。

● 幼儿翻翻书

适合：婴儿和低龄儿童

翻翻书采用了一些局部折叠的方式，在书页中可以不时翻开一些折叠面，让人看到图画内部的东西，很符合低幼儿童的阅读心理。宝宝可以一边看，一边用小手抠来抠去地做游戏。

● 立体玩具书

适合：年龄稍大、已懂得爱护图书的孩子

立体玩具书跳出了平面书的限制范围，创造了三维立体的空间，更能激发孩子的阅读兴趣。但这一类图书的价格相对比较贵，而且书中一些立体图型的小插件很容易被宝宝弄坏，所以这类书比较适合年龄略大些、懂得爱护图书的孩子。

● 无字书

适合：1~6岁的孩子

因为书本身没有文字，只有插图，所以无字书没有标准的故事，每一遍阅读都会有不同的体验。亲子共读无字书时，在激发宝宝想象力的同时，也是在挑战家长的想象力，并且家长还要有一定的引导性，用提问等引导性语言与宝宝进行互动，激发宝宝自己的想象力，自己探索故事的发展。

2 源于孩子自身的兴趣点

有些家长也许会纠结给孩子买什么类型的读物——是童话书呢，还是经典名著呢？事实上，这个并不重要，而让孩子在亲子阅读的过程中找到乐趣才是最重要的。一切都要从孩子的兴趣点出发。

3 源于家长讲述过程中的乐趣

在亲子阅读的过程中，妈妈的语气可以抑扬顿挫一些，不要太过死板。同时，妈妈与孩子之间的互动要比讲述故事本身更为重要。例如，妈妈可以突破读物本身的故事内容，发挥自己的想象力，对后续故事的发展进行创造。在这个过程中，可以有意无意地用提问的方式引导孩子也参与进来，与孩子共同创造出一个新的故事结局。之后，妈妈可以给孩子讲述故事书本身的结局，并与共同创造的结局进行比较，告诉孩子他创造的结局更生动、更有趣。这样可以让孩子对阅读本身更有兴趣，从阅读中找到乐趣、找到自信。

 ## 如何评价亲子阅读效果

通过观察孩子对亲子阅读的反馈信号和进行一些简单的测试，家长们就可以轻松评价亲子阅读的效果。评价亲子阅读效果不仅要评价孩子对阅读内容的理解和掌握能力，重点还要评价孩子对亲子阅读的兴趣是否建立，孩子与监护人通过亲子阅读是否增进了感情交流，孩子的情商是否得到提高。

1 0~6个月的宝宝（亲子阅读萌芽期）

对阅读内容的反馈信号和测验：观察孩子是否能够注意到大卡片并愿意伸手去抓、揉、拍卡片。

阅读习惯建立和情商发育：观察孩子是否愿意玩注意卡片的游戏并随着家长对卡片的解释咿呀发音（尽管听不懂）。

2 6~12个月的宝宝（亲子阅读准备期）

对阅读内容的反馈信号和测验：当被问及"那个是××?"时能够对熟悉卡片上的物体进行指认。

阅读习惯建立和情商发育：观察孩子是否能够有固定时间或者愿意和家长共同"读书"，并能够协助翻书，有自己喜欢的图片。

3 1~2岁的宝宝（亲子阅读起航期）

对阅读内容的反馈信号和测验：当被问及"××在哪里?"

时能够指认卡片和实物，可以重复简单句子或者故事的后几个字。

阅读习惯建立和情商发育：观察孩子是否有固定时间能主动要求家长"读书"并有自己喜欢的故事。

4 2~3 岁的宝宝（亲子阅读加速期）

对阅读内容的反馈信号和测验：鼓励孩子多说话，不论他的语言是否正确和对书中内容描述是否准确。

阅读习惯建立和情商发育：观察孩子是否有固定时间读书，并愿意和家长"讲解"书中内容。

5 3~6 岁的宝宝（亲子阅读巩固期）

对阅读内容的反馈信号和测验：通过对书中内容相关的简单问题进行提问，启发思考。要求孩子对故事进行简单复述。测验和训练孩子对书中提到的常识在现实生活中指认，如红绿灯、各种车、不同职业人群等。

阅读习惯建立和情商发育：能够将现实生活与书中的内容对应起来。能够主动根据书中内容提出简单问题并得到家长的耐心解答。

6 6 岁以上的孩子（亲子阅读平稳期）

对阅读内容的反馈信号和测验：训练儿童主动复述或自编有完整情节的故事。训练书中常识在现实生活中的应用。

阅读习惯建立和情商发育：观察孩子是否热爱阅读，愿意自己选择读物并愿意与家长讨论。

★宝宝入园早准备

★宝宝入园，妈妈比他更焦虑

第十四课

宝宝入园那些事儿

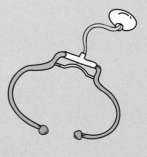

　　宝宝要上幼儿园了，意味着他要离开父母，进到一个全新的环境，更意味着宝宝要迈出成长的一大步。对于这样一个具有里程碑意义的事，家长的心里可谓是五味杂陈。

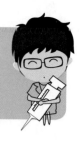

宝宝入园早准备

　　孩子即将入园开始新的生活。想到他将进入新的环境，交到新的朋友，你会深感欣慰；同时你也会感到失落，因为孩子在这个探索过程中，你却缺席了。当然，孩子也会有同样的心情。虽然他会为自己将要变成大孩子而感到骄傲，但是想到要和你分开，就会感到不安。如果家长表现得过于重视上幼儿园这件事，或者大张旗鼓地做准备工作，很可能会扩大孩子的担忧，使得他的焦虑远大于对幼儿园的期待。在这重要的一天来临之前，家长们做准备时还是要保持"低调"。以下的建议，能帮助你和孩子以最好的心情与状态迎接幼儿园生活的每一天。

 ## 找时机和宝宝聊聊幼儿园的那些事

　　如果孩子在入园初期特别反感提到幼儿园的话，家长应尽量规避与此相关的话题，但反过来，当孩子不是那么反感或是在他心情比较好的时候，适当地跟他聊聊幼儿园，对他适应幼儿园生活是有好处的。

　　妈妈可以用讲故事的语气，告诉宝宝什么是幼儿园，幼儿园里有好多家里没有的玩具，还有他最喜欢的秋千和滑梯。这么多玩具一个人玩会不会觉得有些无聊？没关系的，因为幼儿园里有好多跟他一样的小朋友陪他一起玩。父母可以在潜移默化中让宝宝感受到分享的乐趣。

　　父母还可以让孩子提前"认识"下老师，老师长什么样子，声音和妈妈一样亲切，老师会教他唱他最喜欢的歌曲，还会教他画他喜欢的喜羊羊。妈妈可以告诉孩子，老师和妈妈一样，也是长头发，也会像妈妈一样爱他，所以你有什么事情都可以告诉老师。这样，妈妈可以帮助宝宝熟悉老师，并帮老师在宝宝心中树立形象，帮宝宝做好必要的心理准备。

时时刻刻练习说"再见"

父母可以经常和宝宝练习说"再见"。当妈妈要离开宝宝的时候，可以抱抱他并给他一个吻，告诉宝宝你将离开他一段时间，告诉他你将要去哪里，但更重要的是要告诉宝宝你什么时候会回来，让宝宝感觉你并没有丢下他。但是，妈妈切记不要把告别的时间拖得太长，而且不要抱着从后门悄悄溜走的想法，觉得宝宝注意不到你的消失。实际上，宝宝不但可以察觉你的消失，还会因你的消失而感到不安。

过家家，让宝宝熟悉幼儿园

宝宝们大多喜欢玩过家家，妈妈们不妨在与宝宝游戏时，帮宝宝加深对幼儿园的认识与了解。过家家时，妈妈可以扮演老师，宝宝扮演小朋友，从入园开始，一直演到放学，将宝宝在幼儿园可能遇到的事情都编入游戏中。玩上几次，当宝宝对幼儿园的过家家程序熟悉之后，再角色互换，让宝宝来扮演老师，妈妈扮演小朋友。

最后，可以安排一个时间带孩子去参观幼儿园。如果孩子能够看看教室，和老师见面，并且玩一玩教室里的玩具，那么，从家庭到幼儿园的过渡就会更加顺利。因为对环境的熟悉感可以缓解孩子的不安情绪。

提前让孩子熟知幼儿园一天的安排，说一说幼儿园会是什么样子，小朋友都是怎么去幼儿园，又是怎么回家的，他们在幼儿园都做些什么事情。如果孩子可以带饭，就装上他最爱吃的食物。让他带上一个动物玩偶或小毯子，到了幼儿园后，把这些东西放在储物柜或者衣架旁，孩子只要知道那些他喜欢的东西都在那儿，他就会感到放心。

留下来玩一会儿，然后说再见。第一天安排好 15~20 分钟的逗留时间。你们一起熟悉教室，和其他小朋友打招呼。如果有一个他爱玩的游戏活动，他会很自然地融入新环境里。一旦他开始投入游戏活动中，就该是你离开的时候了。记得让老师知道你打算离开了，身边另一个大人的关心可以很大程度上减少孩子分离时的焦虑。

离开时，保持积极的态度。你的表现会影响孩子的感受，如果你看起来又紧张又担心，那么，孩子也很难放松。简单地告别，告诉他说，你们会彼此想念，他也会度过愉快的一天。让他放心，你会准时回来接他。

绝不要心软。当你听到孩子的哭声时，绝不要急忙跑回去。第一次离开妈妈，孩子自然会有些难过或者害怕，但是你再次回去只会加深他的不安。要相信老师有能力处理好。如果你一直放心不下，可以打电话到幼儿园问询孩子的表现情况。

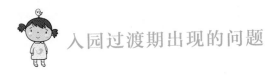

入园过渡期出现的问题

妈妈，你别走

让那些胆小、不易适应新环境的孩子离开妈妈确实会有一些困难。有些孩子一周中只有两三天去幼儿园而不是五天都去，虽然这样不用每天经历与父母的分离，但是这会使得孩子适应幼儿园的过程变得更慢。这时，你所要做的就是坚持！如果你的态度是有原则的、鼓励的和积极的，你的孩子最终会适应的。早上送孩子上幼儿园时，尽量留出一些时间陪同他融入活动中，而不要匆忙离开。

我今天不能待在家里吗

如果孩子说，"和妈妈在一起多好，在家有玩具又舒服，为什么要去上幼儿园呢？"你不能责备他，应该先表示情感上的认同，然后帮助他克服这个困难。你可以这样说："我知道离开家一定让你感到难过，但是今天小朋友都要上学，马上就要到时间了。"

不妨试试下面的方法：

• 有意提起前几天他在幼儿园喜欢玩的玩具或者游戏活动："你今天还想去幼儿园玩手偶游戏吗？"

• 用定时器定时，这样可以从视觉上提醒孩子，再玩一会儿他就得穿好衣服去上幼儿园了。

• 开展一些活动，但把剩下的部分留到孩子放学回来再继续。比如说，开始读一本书的前几页，开始一起画画。这样使现在和将来的时间有了实物上的联系，对放学后玩游戏的期待能让孩子愿意上学去。

• 如果采用前面几种方法孩子还不肯出门，可以吹泡泡让孩子抓，边吹泡泡边把孩子引到车上。

为何宝宝变得不乖了

在入园后一段时间，很多孩子会表现出退缩的状态。他可能会变得黏人，小状况层出不穷，要求吸奶嘴，甚至有半夜醒来的情况。这是因为孩子在幼儿园非常努力地学习独立自处、遵守规则、与人分享，并和其他同伴友好相处。回到家时，他总算可以放松一下了，所以希望自己能得到父母的安慰和照顾。如果孩子这时有需求，可以尽量满足他。如果你有足够的耐心和支持的话，这个阶段很快就会过去的。

爸爸，我不喜欢幼儿园

这个阶段的孩子还无法准确表达想法和感受，因此，他说的"不喜欢幼儿园"的意思也许是：我今天过得不开心；我不知道怎么和小朋友玩游戏；我很想你；或者也表示其他完全不同的意思；或许他真的不喜欢幼儿园的课程。你需要坐下和老师好好谈一谈，包括孩子在家的情况和他在幼儿园的表现。和老师一起想办法，让孩子在幼儿园有愉快的体验。

当你第一天送孩子去幼儿园的时候，就要知道孩子情绪上的任何变化都是正常的。随着时间的变化，他不仅会适应，还会努力地去结交新朋友，并在探索新环境中得到快乐。今后的麻烦是你送他去幼儿园的时候他不会哭了，反而是你接他的时候他会哭——因为他在幼儿园玩得太高兴了，以至于都不想离开了。

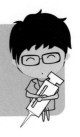

宝宝入园，妈妈比他更焦虑

妈妈提早做了很多准备，生怕宝宝第一次离开妈妈身边，走进一个大集体，一时间没有了妈妈的呵护而适应不了，产生入园焦虑。而实际上，当宝宝入园那天来临时，妈妈会发现真正产生入园焦虑的原来是自己。宝宝入园了，而自己竟比宝宝还要焦虑。

 ## 宝宝入园，妈妈们都在焦虑什么

无论妈妈在宝宝入园前准备得如何充分，在宝宝第一天走进幼儿园的那一刻，妈妈的心不免会紧张、焦虑起来。宝宝在幼儿园见不到妈妈会不会哭？没有小朋友和宝宝玩怎么办？幼儿园那么多孩子，老师能不能照顾到我家的乖宝呢……

通过我们的调查结果，看看妈妈们都在焦虑些什么？

- 担心宝宝在幼儿园不好好吃饭的妈妈占 32%；
- 担心宝宝在幼儿园受欺负的妈妈占 27%；
- 担心宝宝被老师批评的妈妈占 19%；
- 宝宝尿裤子了可怎么办？有此焦虑的妈妈占 12%；
- 从幼儿园回来后，宝宝说再也不想去幼儿园了怎么办？有些焦虑的妈妈占 10%。

帮宝宝做足入园准备，妈妈焦虑也会随之降低。

妈妈们一切焦虑的源头都是因为担心孩子不能很好地适应离开父母

身边，而进入一个陌生的大环境中感受从未体验过的集体生活。可如果妈妈们能够在宝宝入园前，帮宝宝做足准备，如提前适应离开父母身边去过集体生活，或是对自己将要去的那个新环境萌生向往。如此，妈妈们的焦虑便自然变得多余了。

妈妈学会与宝宝沟通，避免不必要的焦虑

即使在入园之前，妈妈不知道已经和宝宝预演了多少次幼儿园的生活，可是当宝宝踏入幼儿园的第一步，妈妈还是会不自觉地开始担心，担心宝宝在幼儿园的生活，猜想宝宝在幼儿园会遇到种种的问题与疑虑，这些都会使妈妈不由得焦虑起来。

但是，事实上，困扰妈妈的这些疑虑与担心，大多数都是妈妈们脑袋里想出来的。宝宝在幼儿园的第一天到底过得如何，要在问过宝宝，与宝宝沟通后，妈妈们才可以确认自己的这些担心是否有必要，自己的疑虑是否真的发生了。

于是，在宝宝结束了他人生中第一天的幼儿园生活时，妈妈便忍不住想要问问宝宝在幼儿园开不开心，有没有和小朋友好好相处，他喜不喜欢老师之类的一大堆问题。可是，当妈妈急迫地想知道答案时，是否发现宝宝通常并不能给出你想要的答案。其实，并不一定是宝宝在幼儿园过得不开心，也许是妈妈的提问方式出了问题！所以，妈妈们要知道，如何问宝宝问题，这里面也是有大学问的。

妈妈们要尽量避免封闭式问题，如"今天在幼儿园开心吗？"这样的话，通常父母是得不到宝宝的有效回答的。此时，便需要父母们在提问上动动脑子了，像是"今天学什么新游戏了快教教妈妈？""你为什么更喜欢张老师呢？""幼儿园的哪个菜是你最喜欢的？""今天认识哪个新的小朋友了？"等。比起过于宽泛的封闭式问题，宝宝们会更乐于回答

一些细节的问题。所以，父母的问题最好可以涉及宝宝在幼儿园的生活细节，哪怕只是问问他"佳佳今天去幼儿园了吗?"或者"你们搭的积木有多高?"

出现问题，配合老师帮宝宝解决比焦虑更实际

若妈妈发现自己的某些担心真的在宝宝身上发生的时候，如宝宝在某些方面对幼儿园产生了厌恶或是恐惧，觉得老师或小朋友不好，而出现入园焦虑的时候。父母应配合老师，帮助宝宝解决好他在幼儿园遇到的问题，这要比焦虑更加实际和有用。

如果宝宝在幼儿园哭着喊着要回家怎么办

这大概是妈妈送宝宝上幼儿园时，最常遇到的让自己头疼的问题了。其实，父母不要怕孩子哭。事实上，孩子就是哭给大人看的。如果这时父母因为宝宝哭得厉害，就把宝宝接回家了，那么以后每次你送宝宝去幼儿园时，宝宝都会哭，而且一次比一次厉害。

事实上，父母只要与老师沟通下，便会知道，老师有很多招数让宝宝不哭，毕竟老师的经验比父母要多很多。例如，带宝宝在幼儿园转一圈，看看操场上的滑梯，看看其他小朋友做游戏等。只要让宝宝看到他感兴趣的事物，宝宝的注意力便会从妈妈离开的事情上转移到他喜欢的别的新鲜事物上。

宝宝为什么会说"老师坏"

有的宝宝从幼儿园回来后，会向妈妈哭诉说老师不好、老师太坏。这大多是因为宝宝刚入园，对老师还比较陌生，便可能找一些理由来逃避去幼儿园。同时，在幼儿园的生活毕竟和在家是不同的，老师会逐渐

对孩子的行为习惯有要求，并正面拒绝一些孩子的不正当要求等，这些都可能使宝宝对老师形成负面印象。此时，父母可以从正面积极引导孩子，帮助孩子改善对老师的不好印象，并及时与老师沟通。

宝宝怎么会为了不去幼儿园而装病呢

如果孩子赖在床上不起，对父母撒谎："我今天肚子痛、头疼，不想去幼儿园。"这时，父母不必生拉硬拽地仍坚持把他送去幼儿园，可以先和老师联系一下，了解沟通一下孩子最近一段时间在幼儿园的状况，是不是发生了什么事情，与老师一起找出他不愿意去幼儿园的原因。

同时，妈妈不要在送宝宝上幼儿园的路上，叮嘱他要听老师的话、要守纪律、懂礼貌、唱歌时要大声、画画时要画得大等类似的要求，因为这些过高的要求、禁令或劝告，也会使孩子感到无法达到要求而对幼儿园或老师产生抵触情绪。

妈妈或许还可能遇到许许多多宝宝入园难题。当发现这些问题时，妈妈应积极与老师沟通，并配合老师帮孩子解决好这些问题。对于父母来说，学会与老师沟通并建立起有效的沟通渠道是十分重要的，这不仅可以消除妈妈对于宝宝入园后产生的焦虑，更能够从老师那里全方位地了解到宝宝在幼儿园的情况与表现，从而可以与老师更好地配合，让宝宝尽早适应幼儿园的生活。

★ 远离二手烟危害，保护宝宝健康
★ 带孩子外出旅游，家长做足准备

第十五课

家居安全与
意外伤害

作为父母，常常把更多的精力与关注放在宝宝的饮食、疾病、发育和教育上，却未必知道这样一个令人触目惊心的权威论断：意外伤害已经超过其他疾病，成为儿童健康的头号"杀手"。

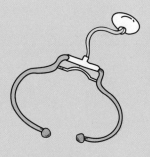

远离"二手烟"危害，保护宝宝健康

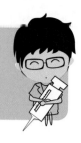

大家都知道，吸烟有害身体健康，在伤害吸烟者自己的同时也侵害了身边那些被动吸烟的亲人朋友的健康。可是，很多爸爸就是下不了决心戒烟，无法摆脱吞云吐雾的快感。下面我们就一起来看看"二手烟"对宝宝究竟有哪些可怕的伤害，也许吸烟的爸爸们了解到这些后，就能下定决心跟烟草说再见。

认识可怕的隐形杀手"二手烟"

"二手烟"也称为环境烟草烟雾（ETS）。"二手烟"既包括吸烟者吐出的主流烟雾，也包括从纸烟、雪茄或烟斗中直接冒出的支流烟。"二手烟"中包含 4000 多种物质，其中包括 40 多种与癌症有关的有毒物质。"二手烟"对被动吸烟者的危害一点也不比主动吸烟者轻。

在"二手烟"中，支流烟比通过主流烟所含的烟草燃烧成分更多，其中一氧化碳，支流烟是主流烟的 5 倍；焦油和烟碱是 3 倍；氨是 46 倍；亚硝胺是 50 倍。据计算，在通风不畅的场所，不吸烟者 1 小时内吸入的烟量，平均相当于吸入 1 支卷烟的剂量。

"二手烟"抽走宝宝的健康

据世界卫生组织评估，"二手烟"对儿童健康的危害主要有：引发儿童哮喘、幼儿猝死综合征、气管炎、肺炎和耳部炎症等。据资料显示：美国每年有 1900~2700 例的婴儿猝死综合征也被认为与二手烟的污染有关。

增加宝宝下呼吸道感染的机会

父母吸烟，宝宝容易患支气管炎、细支气管炎或肺炎，发生率与父母的吸烟程度成正比。

易发哮喘

虽然吸烟不是导致宝宝哮喘的直接原因，却能增加哮喘的发作次数和反复发作。因为香烟燃烧时释放出来的化学物质，会加强呼吸道黏膜的敏感性，增大哮喘的发生。

诱发厌食

宝宝被动吸烟后很难将吸入体内的有害物质排出。如果父母在婴儿进餐时吸烟，很容易影响宝宝的食欲，当宝宝将吃饭与吸烟联系起来，就可能出现厌食。

中耳疾病

生活在烟雾缭绕的家庭环境中，会增加宝宝患急性或慢性中耳炎的可能性。

影响智力发育

即使是一点点"二手烟"都会对宝宝的学习能力造成伤害，会影响到孩子的阅读、推理和数学等能力。尼古丁在体内分裂后所制造的可丁尼，会使婴儿的阅读、数学和推理平均成绩越来越低。

狙击"二手烟"，环境由我造

家庭聚会、朋友聚餐、公共场合……无处不在的"二手烟"着实让家长头疼，那么怎么做才能避免"二手烟"对宝宝造成的伤害呢？

• 创造 100% 室内无烟环境，坚决避免吸入家长制造的"二手烟"，以确保家里没来客的时候天天都是无烟日，说到底，杜绝烟源才是解决问题的根本方法。

• 尽量避免带宝宝去人群聚集的密闭场所，尤其是餐馆饭店等，减少二手烟对宝宝呼吸道的直接伤害。

• 多吃新鲜的蔬菜水果，增强自身免疫力。维生素具有抗氧化的功能，可以抗癌（如木瓜、西红柿、胡萝卜、南瓜等蔬果）。另外，多喝水、多运动，可以加速排出体内的尼古丁等有毒物质。

• 在家中摆放几盆可以缓解室内空气质量的植物。大部分植物都是在白天吸收二氧化碳释放氧气，在夜间则相反，但仙人掌、虎皮兰、景天、芦荟和吊兰等都是一直吸收二氧化碳释放氧气的，而且这些植物都非常容易成活。

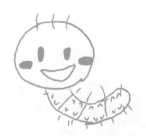

家长该注意的家居安全

● 为婴儿床加上栅栏。 如果孩子从床上坠地，即使外表看不出问题，也要带孩子去医院检查，以免孩子颅内损伤。

● 有楼梯的家庭，楼梯栏杆间的距离应以不能让孩子钻出为准。

● 厨房里，所有的橱柜最好都上锁。 刀叉等厨具，以及点火用具（如打火机、火柴）应放在孩子够不到的地方。

● 室内地面要保持干燥、不滑，尤其是洗手间，浴盆前、洗手盆前、楼梯上要放上防滑垫。

● 不要将婴儿床或者任何家具放在窗户旁，避免孩子爬上窗户或是靠在窗户上。 儿童房的窗户要是儿童不易自己打开的，或者可以在窗户外安装护栏。

● 不要让孩子在浴缸和坐便器周围玩耍。 因为哪怕只有几厘米深的水也可能使孩子在几秒钟内溺亡。 孩子在浴盆里的时候，成人需要在旁一直监督。

● 如果家里的孩子处在学走路的期间，家里的家具应尽可能是圆角的，如果是尖角家具，那么要使用安全防护角。

● 所有的插座都要有保护功能。 可以给插座安装上保险盒，或用家具遮挡住插座，禁止孩子在插座附近玩。 电源线不应随便放置，尤其不能垂放。

● 必须把家用电器（如电熨斗、饮水机、电饭锅等）放在儿童无法触及的地方。

● 家用化学用品（如酒精、汽油、清洁剂、农药等）要妥善保存，不要放在地上。 永远不要用饮料瓶子装化学用品，以免孩子误食。

● 一些小件物品如剪刀、针、首饰、笔帽等也应妥善保管，锁在抽屉中或放到儿童不易取到之处，避免造成意外伤害。

● 电器用完之后应立即切断电源。 剃须刀、化妆品用完后也要收好。

● 健身器材要放在孩子不能进的房间。 锻炼身体时不要让孩子在一旁，所有器械都应该有锁定装置，或在非使用时拔去电源。

随着小宝宝的一天天长大，自我意识逐渐增强，活动范围不断扩大，家中不安全的因素会逐渐增加。 为了减少危险因素，家长应细心审视家中物品的摆放位置。 应站在宝宝的视觉高度观察环境，给宝宝一个安全的生活空间。 此外，作为父母，为了宝宝的安全，应该根据孩子不同的年龄段，给予适当的安全教育。

阳台

在家中，阳台算得上是宝宝最爱的玩耍地点之一，那里即能享受到温暖充足的阳光，又能足够宽敞的空间供宝宝尽情玩闹。可是，一些让父母们措手不及的安全意外便是在玩耍中发生的。

石头妈妈：那次受伤，婆婆说她是在厨房里干活，然后小石头一个人在朝北的阳台上玩。因为小石头总是在阳台上玩儿，没发生过什么意外，所以婆婆很放心去烧饭了。结果，就是这个放心，不到1分钟，就传来了哭声，跑出去一看，小石头正趴在地上哭呢，膝盖上擦破了一大块皮。

专家点评：擦伤，就是我们俗称的"擦破点皮"。伤口表象通常为皮肤表层被擦破，有少许渗血，擦伤面积较大时，看上去红一大片，但家长不必担心，因为实际的出血量非常少。擦伤的原因大多是因为宝宝猛跑摔倒造成的膝擦伤是最为多见的。

擦伤的家庭急救措施：最需要做的治疗是清洁伤口创面，因为脏东西的嵌入可能会引起感染。清洗时，要先用干净水（如医用生理盐水、纯净水、蒸馏水、矿泉水）冲洗创面，去掉皮肤表面的脏东西，之后用温肥皂水或20%浓度的软皂液清洗创面周围皮肤。冲洗干净后，在创口表面及周围涂抹络合碘，每天2~3次。让伤口自然暴露在空气中，等待结痂，7~10天便可脱痂愈合。

小而浅的擦伤在家自行处理就可以，如果擦伤较深或皮肤裂开，则需到医院治疗。大多数擦伤不经治疗便会结痂，自然愈合。但也有合并痂下感染呈脓的情况，应到医院就诊。擦伤一般不建议使用创可贴和纱布包扎，以免局部潮湿感染或粘连撕脱造成再次擦伤。对于不能碰的部位，需要包扎治疗的，应该到医院进行。

厨房

对宝宝来说，厨房可是个诱人的地方。当你从冰箱和橱柜里取出五颜六色的东西时，他虽然看不到操作台和炉子上的情况，但却非常渴望参与。 宝宝天生的好奇心再加上你偶尔的疏忽大意，意味着避免厨房危险非常重要。

预防意外发生要点：尽量使用靠里面的炉口。 宝宝抓到汤锅或煎锅的把手，被锅里的东西浇了一身是常见的事故。 因此，当你不在厨房时，应把锅的把手转到后面。 进行烹饪时不要让宝宝在身边流连。 不用烤箱时就关上，或用安全扣锁把它的门锁上。 宝宝站在旁边时，不要打开热的电器的门，他可能去摸里面，也可能会被扑面而来的灼热气体烫伤。 另外，绝对不可以把刚烹饪好的、热的食物放在宝宝摸得到的地方。

用电线收藏器收紧电器过长的电线，避免宝宝伸手抓那些松散摇摆的电线。 对于那些年龄小的宝宝，可以把婴儿围栏放在厨房门口，这样他就能既待在你的身边，又可以安全地玩了。 小电器如果使用的是可移动的电源插座，要把它放在宝宝够不到的地方。 如果是墙壁上的电源，则要给它罩上安全防护罩。

厨房地板也存在着安全隐患。 父母应注意防滑。 一旦打翻东西，立刻擦洗干净，以免宝宝滑倒。 掉到地上的小食物块要立刻捡起，避免被宝宝吃到。 如果打破玻璃或陶瓷制品，要立刻把碎片完全清理干净，以免碎片扎伤宝宝。

色彩鲜艳的冰箱贴尤其令宝宝着迷，宝宝甚至会把它们放到嘴里，如果被卡到就很危险了，所以要清走冰箱贴。 冰箱、冷却器、制冷器以及其他大的密封电器会把宝宝困在里面，所以，要教育宝宝不要藏在任何电器里面。

浴室

无论是年龄多大的宝宝，活泼好动总是他们的天性，父母们一般是不能指望宝宝乖乖地坐在或是躺在浴床上。 尽管父母们在给宝宝洗澡的时候都是格外小心的，但总是还有一些无法预见的意外情况发生。

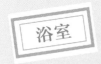 **睿睿妈妈：**睿睿是个调皮的小男孩，在他出生几个月后的一天下午，我跟睿爸在房间给他洗澡。 因为是冬天天气冷，洗了一会儿，睿爸摸着水温有点低，便说把睿睿抱起来，再加点热水去。 我抱起躺在浴床上的睿睿，睿爸往浴盆里倒水。 可就在睿爸倒水的时候，睿睿突然把小腿使劲

一蹬，水倒到睿睿的小腿上，他哇的一声大哭起来，我赶紧一看，腿上冒出了四五个水泡，还好，水温不是很热，所以不是很严重。

小昱妈妈：那天晚上，我永远也忘不了。那天下班回家后帮小昱洗澡，小昱洗了一会儿，发现水温不是很热，我就去拿热水瓶过来加水。我加热水的时候，一边搅拌一边试水温。小昱看我那样，他也想学我。于是就把手伸过来了，正好我在倒水，就淋到他的手了，当时他就哭了，哭得可大声。我吓到了，马上抱他起来，看到他的手通红通红的，拿了牙膏涂抹下，昱爸还把他的手放到脸盆里用冷水冲，但是还是起泡了。

专家点评：北京市平均每天有 10 名儿童发生烧烫伤，其中高温液体烫伤占 90%，原因主要为小儿无意中碰落盛有热水的容器。烫伤在儿童早期发生率最高，主要为 1 ~ 4 岁，最严重的烫伤发生在蹒跚学步时，该年龄段 50% 的儿童需要住院治疗。

烫伤的家庭急救措施：烫伤的家庭急救可以分为 5 个步骤——冲、脱、泡、盖、送。

冲：迅速用流动的自来水冲洗烫伤部位至少 10 分钟，以快速降低皮肤表面热度。用冷水处理创面可以中和烫伤皮肤内残存的热量，减轻进一步的热损伤，使创面迅速冷却下来。

脱：多数家长会马上脱掉孩子身上的衣服以查看伤势，这一点是正确的。但多数家长由于此时已心慌意乱，在脱衣服时往往是胡乱扯下孩子的衣服，尤其是手臂烫伤时扯下衣袖，在这样的处理中由于衣物对烫伤表皮的摩擦，常会加重烫伤皮肤的损害，甚至会将受伤的表皮拉脱。因此，要在充分泡湿后再小心除去衣物，必要时可以用剪刀剪开衣服，并暂时保留黏住的部分。尽量避免将伤口的水泡弄破。

泡：红斑和水皮包创面往往疼痛剧烈，可继续浸泡于冷水中 15 ~ 30 分钟，可帮孩子减轻疼痛及稳定情绪。但若烫伤面积广大，表皮已脱失，或孩子年龄较小，则不必浸泡过久，以免体温下降过度，局部水肿，或延误治疗时机。

盖：用食物保鲜膜覆盖创面，或用无菌纱布覆盖。勿任意涂上外用药或民间偏方，这些东西可能无助于伤口的复原，并且容易引起伤口感染，其凝结物会粘连伤口，还会增加医生处理创面的难度，影响医护人员的判断和紧急处理。

送:除 I 度烫伤（ I 度烫伤是指：红斑，如阳光晒伤、表皮受伤、创面红肿、剧痛，3~5 天愈合，不留疤痕）可以自理外，最好送往邻近的医院做进一步的处理。 若伤势较大，则最好转送到设置有烫伤中心的医院治疗。

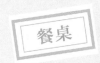

餐桌

让宝宝从小养成与家人一起就餐的习惯，会对宝宝日后的心智发育更有利。 当全家人一起进餐时，宝宝能从全家人的谈话、动作中学到如何与人交流，同时，大人们的饮食习惯也会对宝宝有着潜移默化的影响，宝宝可以从家庭就餐的环境中慢慢学习咀嚼与饮食习惯。 但是这样的话，父母对宝宝的照顾便不能那么细致了，而意外也就在不经意间悄悄到来。

天天妈妈：一次晚饭，小天不肯乖乖地在自己的小饭桌上吃饭，也不肯坐在自己的椅子上去。 于是，奶奶便抱着他坐在桌边吃，奶奶在跟我们聊天时没有很在意好动的小天，就在这时候，小天一不小心就摔地上去了，我第一时间抱起哇哇大哭的小天，还记得小天是脸朝下的，头上肿了个大包。

专家点评：这是挫伤，也就是我们俗称的淤青、血肿。 伤口表象为外表看皮肤是完整、没有伤口的，但皮下组织已经损伤，导致皮肤表面出现瘀青或血肿。 小宝宝不慎跌落时，通常会造成的头皮血肿是最为常见的挫伤类型。

挫伤的家庭急救措施：宝宝发生挫伤之后，在 24 小时之内应冷敷受伤部位。 用冰水浸湿毛巾后湿敷于瘀青处，也可以使用急救包中的冰袋。 24 小时之后，可以用中药外敷，以驱散瘀血，如红花油、肿痛灵等，并抬高患处。 不能忍受冰冷的，也可以加压包扎，减少皮下挫伤出血。

受伤初期，家长在使用冰块外敷即可，不建议按揉。 一方面，按揉会使皮下血管扩张，增加出血量，使肿块增大；另一方面，由于按揉位置不准确、用力不均，会使症状加重。 挫伤通常不用去医院治疗，数天后，瘀青便会好转，渐渐消失。

预防意外发生要点：宝宝就餐时，即使是和大人在同一个餐桌上就餐，也需要为宝宝准备他专门的儿童餐椅，餐具也应该是儿童专用餐具，不要让宝宝接触到瓷质的餐具。就餐结束后，应把椅子向里推，让椅背紧靠桌边。不要把椅子从桌子下拉出来，刚学走路的宝宝可能会把椅子当作台阶向上爬。如果宝宝压在桌子一边，中央基座的桌子比四周有腿的桌子更容易翻倒，所以要加强桌子的稳定性。

折叠椅和折叠桌不用时要折叠起来或放到别处，以免对宝宝造成伤害。蹲下来，以宝宝的高度检查所有桌椅的底面，有没有突出的钉子、尖利木片、订书钉、尖插销和粗糙的边沿。餐桌上不要铺桌布，因为小宝宝会把桌布——连同它上面所有的东西都拽下来，结果砸在自己头上，或者被桌上的热水烫到。

家中边边角角

家里家具的边边角角又尖又利，宝宝个头小，又活泼好动，一不小心很容易碰到，发生安全意外。

兰兰妈妈：那天陪孩子在客厅玩儿，一会儿电话响了，我起身去接电话，想着兰兰在自己的视线范围内，没什么可担心的。可是意外就在这一瞬间发生了！孩子想离开沙发去找我，就从沙发上滑下来，不小心跌到沙发前的茶几的桌角上了！当时就出血了，吓得我手足无措！

专家点评：这种情况是裂伤，我们俗称为"磕破个口子"。伤口表象通常为伤口比较深，皮肤全层裂开，出血比较多。裂伤的原因多为宝宝的头撞到桌角导致头皮磕破，跑跳摔倒后口腔内被硌破，或手指被锐器割伤。

家庭急救措施：大多数裂伤需要到医院治疗，但是在此之前要先给宝宝止血。止血做完后，最好带宝宝去医院检查，让医生判断是否需要缝合及打破伤风针。止血的方法分三步：盖、压、包。

第一步"盖"：若是小伤口用创可贴贴住即可；若伤口较大，可用无菌纱布、卫生巾或干净毛巾盖住，但是不要用棉花或卫生纸敷盖伤口，以免棉花纤维及纸屑与伤口粘连，不易清洗，也不要在伤口上涂抹药膏、药粉。

第二步"压"：用手直接压住已盖好的出血处，压 10~20 分钟。 出血多的时候，用手指压住伤口处接近心脏端的动脉，压在临近的骨头上，阻止出血。

手指出血的止血方法：父母用食指和拇指攥住出血手指根部两侧，适当用力。

手掌出血的止血方法：抬高宝宝出血的手，父母攥住其腕部，适当用力。

前臂出血的止血方法：抬高宝宝出血前臂，父母攥住其肘上部，适当用力。

第三步"包"：用急救绷带、胶布把伤口包扎好即可。

预防意外发生要点：父母在进行家装时，一定要把家中的边边角角用塑胶的保护器包好，尤其是尖利的地方。 此外，父母俯下身来，以宝宝视野的高度和范围来观察那些可能会危及宝宝安全的地方与家具边角。

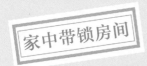

家中带锁房间

当下家装时，许多房间的门都是带锁的，像是卧室、卫生间、厨房、阳台等，并且现在多见的是那种按下把手中间的钮就可以上锁的门。 这种门虽然方便了父母，但是如果宝宝出于好奇不小心按下了把手上的按钮将门锁上的话，那么后果不堪设想。

彩虹妈妈：那天吃过早餐后，我在阳台洗衣服，儿子总是来捣乱，想玩水，我就把电视打开让儿子坐在沙发上看电视，我也顺手把阳台的门关上了。 没想到儿子看了一会儿电视晃晃悠悠地走过来，来到门口竟然踮着脚从里面"啪"的一声把锁给按上了。 天呀，就我们娘俩在家，我竟然被儿子给锁到阳台上了，才 1 岁半的儿子一个人在屋子了，万一再……不敢想象，把我吓出来一身冷汗。 还好老公及时赶回来，才有惊无险。

预防意外发生要点：家中的房间带锁是可以的，但如果有宝宝的话，父母一定准备好备用钥匙。 当然，备用钥匙不必随身携带，但一定要在每个房间都放置上备用钥匙，甚至连阳台、厨房以及卫生间都不要漏掉，因为往往越是这种被忽略的地方，越容易存在家庭安全隐患。

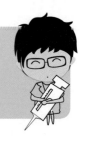

带孩子外出旅游，
家长做足准备

很多家长都会趁着假期带孩子外出旅游，一家人不仅能度过一个愉快的假期，孩子也能在旅行中增长见识。如果孩子在一个陌生的地方生病了，做父母的一定会焦急万分。因此，家长一定要在出发前做好充分的准备，以防旅行过程中的突发事件。

 ## 外出急救包

无论你们乘坐什么交通工具去旅行，一个装备齐全的急救包都是必不可少的。如果开车出去，可以把急救包放在车前座的座位下，别放在杂物箱里，因为杂物箱的温度较高，不利于药物保存。急救包内应备有以下物品：

- 小儿专用解热镇痛药
- 创可贴、纱布和急救绷带
- 镊子和剪刀
- 抗生素软膏，以防割伤和擦伤
- 局部抗组织胺或者止痒洗液，如炉甘石
- 解酸剂胃药
- 婴儿口服补盐液，以防脱水和腹泻
- 经过消毒的湿纸巾
- 冰袋
- 温度计

宝宝在旅途中的高发疾病和处理

疾病	如何处理	如何预防
晕车	找一个可以休息的地方，让孩子透透气。喝干姜水可以帮助缓解症状。	出发前，让孩子吃清淡的食物，例如饼干和苹果酱。让晕车的孩子面朝前坐在靠窗的位置上。
坐飞机时的耳痛	湿热可以降低压强。你可以随身带一块毛巾，请乘务员把毛巾打湿后，放在微波炉里加热，然后把温湿的毛巾盖在孩子的耳朵两侧。4岁或更大的孩子可以嚼口香糖帮助缓解耳痛。打哈欠可以快速缓解耳部压力，在起飞和降落的时候，可以让你的孩子试着打哈欠。	在搭乘飞机前和医生确认，是否要拿上一些小儿专用的缓解鼻塞的药物。另外，要了解孩子有没有感冒，因为在飞行过程中，呼吸道疾病可能会加重。在飞机起飞和降落的时候，给孩子喝一小瓶水，可以防止耳痛。
高空病	小儿退热镇静药能缓解头疼、恶心。如果病情没有改善或者更严重时，要及时联系医生。	让孩子多喝水，以避免因脱水导致病情恶化。
腹泻	给孩子一些口服补盐液来补充水分和微量元素，等他好转后，给他多吃一些含淀粉的食物，例如面条、吐司和香蕉。如果腹泻持续两天以上，就需要联系医生。	坚持让孩子上完厕所后洗手，不卫生的食物和半生的食物都会引起腹泻。
中暑	把孩子带回室内，或至少是阴凉的地方，并让他多喝水。如果症状没有改善，或者孩子无法咽下流质食物，不肯喝水，你就要就近寻求医疗救助了。	多喝水。含咖啡因的汽水会引起脱水，应避免饮用。另外，避免孩子在一天温度最高的时候剧烈活动。
痱子	尽快让孩子离开高温的地方。清爽的沐浴露能帮助消除痱子，缓解对皮肤的刺激。	让孩子穿棉质宽松的衣服，并多喝水。如果天气非常炎热，还是建议在室内活动。
灼伤	涂抹可以保湿的芦荟乳液，并通过冷敷来镇痛，小儿镇痛药（如泰诺林）可以缓解皮肤的灼痛感。	外出前半小时涂上防水的、SPF值在15倍以上的防晒霜。如果在室外逗留的时间比较长，需要多涂几次防晒霜。最好戴上有宽帽檐的帽子。

离家前要做的事情

- 把你们的行程和要去往的地方告知家人或者亲密的朋友。

- 检查每个家人的医疗记录，以确保家人已接种必需的疫苗。或者带上一份医疗清单，写上孩子的疫苗接种记录、过敏反应、用药记录和血型。

- 将处方药备齐，再拿上一份处方备用。记得拿上家人的医疗和牙齿保险单。

- 带上夜明灯、插座盖子和其他能够避免孩子在宾馆内发生危险的东西。

- 用讨论的方式让孩子熟记万一走失了该如何做。到了游乐园或者动物园，先给他指定一个集合点，以便走失时知道到哪里集合。

- 给孩子身上带一份身份证明，包括孩子姓名、住址和过敏症，以及紧急情况可以拨打的电话。